LE CHAMP SCIENTIFIQUE DE L'AUTOGUÉRISON

Une proposition de conciliation science-société

Logiques sociales

En réunissant des chercheurs, des praticiens et des essayistes, même si la dominante reste universitaire, la collection « Logiques Sociales » entend favoriser les liens entre la recherche non finalisée et l'action sociale.

En laissant toute liberté théorique aux auteurs, elle cherche à promouvoir les recherches qui partent d'un terrain, d'une enquête ou d'une expérience qui augmentent la connaissance empirique des phénomènes sociaux ou qui proposent une innovation méthodologique ou théorique, voire une réévaluation de méthodes ou de systèmes conceptuels classiques.

Dernières parutions

Hervé R. HORNER, *Bohème et bourgeoisie dans l'industrie littéraire Les réseaux d'auteurs et l'essor de la publication numérique*, série « Sociologie des arts », 2025.

Lionel RENAUD, *Le spectacle du sexe. L'évolution de la consommation du film pornographique des années 1990 à nos jours,* 2024.

Annick JACCARD-BEUGNET, *La légitimation d'un outsider. Ocaña, icône de la pré-Movida*, 2024

Michel VERRET, *Questions ouvrières. Sociologie d'une classe et d'une époque*, 2024.

Pierre MOESSINGER, *Le jeu de l'identité et la dualité de l'Occident,* 2024.

Alessandra POLIDORI, *Choisir de partir. Récits de mobilité des jeunes en Europe*, 2024.

Louis BASCO (dir.) ; *Inclusion et enseignement supérieur ?*, 2024.

Rita EL KHAYAT, *La beauté des vieilles femmes. Amour et sexualité chez les femmes âgées*, 2024.

Laure CAPPELLE, Elizabeth CLAIRE et Mariem GUELLOUZ (dir.), *Chorégraphier l'égalité culturelle. Pour une histoire décentrée de la danse, volume 2*, 2024.

Emmanuella Di Scala

LE CHAMP SCIENTIFIQUE DE L'AUTOGUÉRISON

Une proposition de conciliation science-société

L'Harmattan

Science en Société – Les représentations dans les controverses et les questions socio-scientifiques, ouvrage coordonné par Emmanuella Di Scala, 2019, L'Harmattan

L'Homéopathie en question : HOMEOCSS – Projet de recherche sociétale sur la controverse au sujet de l'homéopathie – Enjeux, cadre théorique, approche méthodologique, ouvrage dirigé par Emmanuella Di Scala, 2020, L'Harmattan

L'Homéopathie, des désaccords entre scientifiques-comprendre les divergences, Emmanuella Di Scala, 2020, L'Harmattan

Vaccination en général et vaccination anti-covid, Emmanuella Di Scala, 2021, collection Sciences et société, L'Harmattan

L'homéopathie en débat, ouvrage dirigé par Emmanuella Di Scala, 2023, L'Harmattan

5-7, rue de l'École-Polytechnique – 75005 Paris
www.editions-harmattan.fr
ISBN : 978-2-336-48112-8
EAN : 9782336481128

PREFACE

Dans l'ouvrage Making Things Public de Bruno Latour et Peter Weibel, le chapitre 'Issues Spark a Public Into Being' de la sociologue Noortje Marres soulève un point particulièrement intéressant. L'auteure soutient que dans un monde technoscientifique comme le nôtre, nous considérons souvent l'information comme la source des difficultés lorsque des contestations, des controverses surgissent. De plus, les contestations et les controverses sont généralement considérées comme des situations pouvant être source de conflits, des événements effervescents qui doivent être surmontés. Mais Marres offre une autre lecture ; les contestations ne constituent pas nécessairement un problème en soi, mais sont essentielles à un engagement social riche. Sans contestation, il n'y a pas de public. Sans contestation, il n'y a pas de démocratie. Elle cite Lippman qui dit « Les affaires du monde vont leur train, sans que jamais l'opinion publique les dirige consciemment. À certains stades d'évolution des problèmes surgissent. Quelques-uns d'entre eux dégénèrent en crises, et c'est alors seulement que l'opinion publique s'y intéresse et s'engage. Avec une seule idée en tête : apaiser la crise. » (Lippmann, 2008). Marres attire notre attention sur la valeur et les contributions que les contestations et les controverses apportent à notre vie démocratique en permettant, voire en provoquant, un certain niveau d'engagement public. Mais susciter l'émergence d'un public (sparking a public into being), créer les conditions de la création d'un public engagé, n'est que le début du travail. Les controverses ne sont pas toujours fructueuses. Certaines peuvent être destructrices, polarisantes et, paradoxalement, peuvent saper la démocratie. Cela nous conduit à nous demander comment nous pouvons tirer parti de ce public actif et engagé, afin d'« apaiser cette crise ».

Une façon d'y voir plus clair est de scruter la productivité d'un objet spécifique de controverse. Si l'objet se révèle trop controversé et conduit à des impasses, ou s'il devient profondément polarisant, alors repenser l'objet en question peut nous offrir un nouvel espace discursif. Cela serait certainement une perspective fertile à explorer pour les sujets controversés au sein de la relation science-société. Mais à quoi cela pourrait ressembler en pratique ?

Emmanuella Di Scala, dans cet ouvrage, propose de déplacer le débat sur l'homéopathie– objet d'une controverse complexe et polarisante – vers un objet différent : l'autoguérison. Comme l'explique l'auteure, l'idée est de conduire à une « amélioration de la relation science-société concernant la mise en place d'un nouveau champ institutionnel scientifique et médical sur l'Autoguérison », qui dépasse la conciliation portant sur le débat au sujet de l'homéopathie dont elle est issue. L'homéopathie, en tant que controverse sociétale, est mise en débat sur des points scientifiques, sociaux, économiques et politiques. Mais ces débats sont sous-tendus par des visions du monde profondément contradictoires (je vous propose de lire le deuxième chapitre de cet ouvrage pour une admirable analyse à ce sujet). Ces tensions, elles-mêmes insolubles, sont le cœur des polarisations quasiment inconciliables autour de l'homéopathie. L'autoguérison, en revanche, n'engendre pas de telles tensions irréconciliables. L'objet « autoguérison », certes, suscite interrogations et débats, mais ne crée pas de profondes polarisations.

L'autoguérison comprend, entre autres, l'effet placebo, les effets corps-esprit et les processus physiques individuels qui conduisent à la guérison sans, ou indépendamment, du traitement (par exemple, la guérison naturelle d'un rhume). En s'appuyant sur les aspects d'autoguérison de l'homéopathie, les partisans de tous bords s'accordent sur le fait qu'il y a toujours une certaine autoguérison grâce à l'homéopathie, que ce soit le résultat de l'effet placebo ou d'un autre mécanisme. Emmanuella Di Scala propose une voie qui invite un dialogue plus ouvert, et de là ouvre les conditions d'un dialogue ample et riche. L'auteure propose donc de redimensionner le débat afin d'améliorer la relation entre science et société.

Et c'est dans ce redimensionnement, que la véritable valeur de cet ouvrage apparaît. En effet, on y trouve des études passionnantes sur les représentations sociales au sujet de l'homéopathie et de la vaccination. Mais ce que je retiens principalement, et ce que je vous encourage à y trouver, c'est un cadre pour améliorer nos discours sociaux. L'ouvrage présente une approche qui permet de prendre en considération ce public engagé dans la controverse - ce que Marres évoque - tout en réimaginant l'objet de discorde. Emmanuella Di Scala met en place, par cette proposition, les conditions d'un débat apaisé, quand bien même il tendrait vers la polarisation. C'est un cadre qui pourrait, et devrait, être appliqué à de nombreux autres objets de contestation et de polarisation.

Fabien Medvecky, Associate Professor,
The Australian National Centre for the Public Awareness of Science (CPAS),
Australian National University.

Tous mes remerciements à l'ensemble des collègues du projet HOMEOCSS et de son comité scientifique mené par Fabien Medvecky, pour leurs commentaires et évaluations. Merci à François Gueyffier, co-porteur du projet COVID3S de m'avoir sollicitée pour mener cette étude sur les freins à la vaccination, ainsi que pour son soutien dans cette tâche. Merci également aux autres collègues extérieurs au projet ayant également pu commenter ces travaux, notamment mon collègue Thomas Gille, m'ayant apporté ses commentaires aussi bien sur l'analyse portant sur la controverse au sujet de l'homéopathie, que sur la controverse au sujet de la vaccination.

*****

Merci par ailleurs à l'INSPE de Dijon de l'Université de Bourgogne, pour son soutien financier et son soutien organisationnel durant l'ensemble des projets que j'ai pu diriger, notamment dans le cadre de ces analyses de recherche.

*****

Enfin, un grand merci à Fabien Medvecky d'avoir préfacé cet ouvrage, et pour ses commentaires toujours pertinents.

À l'issue des analyses antérieurement publiées portant sur l'étude des représentations sociales au sujet des débats portant sur l'homéopathie (Di Scala, 2020) et la vaccination (Di Scala, 2021), une conciliation a pu être proposée. Cette dernière semble applicable aux différentes thématiques de santé débattues au sein de la société, et pourrait permettre une amélioration de la relation science-société. Cette conciliation est la proposition de mise en place d'un nouveau champ scientifique institutionnellement établi portant sur l'Autoguérison.

Cet ouvrage expliquera comment l'autoguérison est apparue comme une conciliation et une amélioration possible de la relation science-société et les perspectives actuelles, en s'appuyant sur les analyses précédemment publiées à ce sujet.

LE CHAMP SCIENTIFIQUE DE L'AUTOGUÉRISON

****

Une proposition de conciliation science-société

Chapitre I

INTRODUCTION

Afin de comprendre pourquoi le champ scientifique de l'autoguérison est proposé ici comme une conciliation science-société, il sera important dans un premier temps de définir au sein de cette introduction : les lieux de communication science-société au sein des débats controversés, une méthodologie d'analyse au travers de l'étude des représentations sociales, et la façon dont l'autoguérison est mentionnée dans la littérature. Les chapitres suivants présenteront, dans un second temps, les résultats synthétiques d'analyses de débats controversés portant sur l'homéopathie et la vaccination ayant permis de formuler cette proposition de conciliation.

1. Les débats controversés : lieux de communication science-société

Comme nous l'avions déjà présenté dans le cadre théorique des études précédentes (Di Scala, 2020a), la controverse semble être, pour de nombreux auteurs, un lieu de débat obligatoire structurant les savoirs. S'il y a une vérité, nous indique Bourdieu (1981), c'est que la vérité est un enjeu de luttes : il fait alors de l'affrontement symbolique, la norme unique de l'histoire des savoirs. Les controverses sont des « moments effervescents », nous indique Durkheim (1900), et sont des occasions, pour leurs acteurs sociaux, de remettre en question certains rapports de force et certaines croyances jusqu'alors instituées, de redistribuer entre eux grandeurs et positions de pouvoir et d'inventer de nouveaux dispositifs organisationnels et techniques appelés à contraindre différemment leurs futures relations. D'où l'intérêt d'analyser ces controverses, comme l'indique

Bloor (1991), en suivant symétriquement et impartialement les acteurs dans leurs fabrication et légitimation d'énoncés ; de le faire de façon non téléologique et en les prenant tous également au sérieux. La controverse change de forme à partir du moment où les énoncés circulent dans d'autres arènes. On sort alors de la controverse érudite pour entrer dans le cadre de la controverse publique, de la polémique et de la querelle, nous indique Lilti (2007). Mais dans tous les cas elle vise, comme l'affirme Pestre (2007), à une neutralité axiologique vis-à-vis des acteurs et de leurs valeurs.

Certaines controverses scientifiques vont percer la sphère sociale et s'y insérer au travers des outils de communication médiatiques les plus fréquents. Ce sont d'ailleurs bien souvent les scientifiques eux-mêmes, dits experts, qui lanceront sur la place publique un débat qui n'appartenait alors qu'à une sphère d'élites (Chavot & Masseran, 2017). La controverse scientifique devient donc publique et prend le nom de controverse socio-scientifique, controverse sociale et politique autour des questions et objets techno-scientifiques (Lilti, 2007).

Les controverses socio-scientifiques mises en débat peuvent être plus ou moins controversées dans la sphère scientifique et sociétale, mais possèdent toutes un véritable enjeu social impliquant différents acteurs : experts, public, médias, acteurs politiques. Elles suscitent des débats articulant des connaissances de sciences, des connaissances à propos des sciences, et des considérations éthiques et politiques (Urgelli, 2013). Ce ne sont pas seulement des savoirs rationnels qui sont en jeu ici, mais bien un système de représentations-connaissances. Les représentations sociales sont quant à elles générées et structurées, tel que le précise Moscovici (1961), par les conversations et les traitements médiatiques qui constituent notre principal genre de communication. Les acteurs impliqués mobilisent donc des représentations, des valeurs, des intérêts qui s'affrontent et font l'objet des débats et d'un traitement médiatique (Albe, 2006).

Depuis les années 1970, les controverses socio-scientifiques sont étudiées afin d'en comprendre leurs enjeux cognitifs, mais également pour mieux comprendre la recherche (Jurdant, 2009). Elles ont également été étudiées afin de définir le rôle central de la communication dans l'émergence, le déploiement et la stabilisation des controverses (Babouard & Mabi, 2015). Il apparaît également que les controverses scientifiques mettent en jeu des conflits de valeurs dont les politiques s'emparent, devenant alors des controverses politiques pouvant être mises au-devant de la scène (Sarewitz, 2004). L'analyse sous une dimension plus éducative a également permis de mettre à jour les procédés discursifs et les rôles sociaux d'élèves en groupe de discussion sur une controverse (Albe, 2006 ; Simmoneaux & Legardez, 2011).

La sociologie des débats permet d'entrer dans l'analyse des jeux d'acteurs telle que la sociologie politique, ou encore d'entrer dans une approche d'acteurs réseau où sont associés des dispositifs et des processus. Une autre approche sociologique des débats et controverses est basée sur l'étude des jeux d'arguments : c'est la sociologie pragmatique des transformations (Chateauraynaud, 2007). Cette dernière accorde une place centrale à la genèse et au destin des arguments élaborés par les protagonistes et qui prennent forme dans des « arènes », espaces de variation où sont brandis les arguments.

Nous venons de présenter les lieux de débats controversés et certaines approches méthodologiques permettant de mieux comprendre les débats science-société. Il sera donc intéressant de développer dans le paragraphe suivant l'une d'entre elles, qui sera l'approche méthodologique choisie pour la suite de cette analyse : l'analyse des représentations sociales.

2. Analyser les positionnements des acteurs au sein des débats, à l'aide des représentations sociales

Comme nous l'avons déjà présenté dans l'approche méthodologique de nos études précédentes (Di Scala, 2020b ; Di Scala, 2021), « La théorie des représentations sociales s'est réellement élaborée en 1961 avec Serge Moscovici et son œuvre *Princeps* pour qui la représentation a une genèse à la fois individuelle et sociale (Moscovici, 1961). Les représentations sociales sont un ensemble d'opinions, d'informations, de valeurs et de croyances sur un objet particulier » (De Carlos, 2015). Moscovici s'est inspiré d'auteurs tels que Freud, Piaget ou Durkheim pour formaliser le concept de représentations sociales.

Le champ des représentations sociales qui appartenait initialement à la psychologie s'est rapidement étendu à l'anthropologie et la sociologie. « Dans les travaux sociologiques, l'importance de la fonction des représentations sociales diffèrent grandement selon les cadres théoriques utilisés » (Danic, 2006). On distingue des approches objectivistes : les représentations sociales sont les produits de la réalité, subjectivistes : les représentations sociales sont productrices de la réalité, dialectiques (qui se veulent dépasser l'opposition objectivisme/subjectivisme par une théorie constructiviste) : la réalité existe comme construction humaine, sociohistorique, les représentations contribuant à la construction de la réalité.

Deux conditions sont requises afin qu'une représentation soit dite sociale : la saillance sociocognitive - l'objet assure une fonction de concept et occupe un espace récurrent dans les communications, les pratiques – il doit exister des pratiques communes au sein de la population (Flament et Rouquette, 2003). On pourra ajouter d'autres conditions telles que l'enjeu lié à l'objet (enjeu identitaire ou de cohésion sociale), la dynamique sociale (objet ayant une valeur pour un groupe) et l'absence d'orthodoxie (connaissances élaborées collectivement) (Moliner, 1993 & 1996).

La représentation sociale se structure à travers deux processus que sont l'objectivation – phénomène permettant de s'approprier et d'intégrer les connaissances relatives à l'objet et l'ancrage – consistant à enraciner socialement la représentation et son objet dans le système de valeurs du sujet, qui sont au cœur de l'approche sociogénétique comme le définit Moscovici. « L'objectivation s'opérerait en fonction de critères culturels (tous les groupes n'ont pas un égal accès aux informations sur l'objet) et normatifs (n'est retenu que ce qui concorde avec le système de valeurs du groupe) ». Concernant la notion d'ancrage, « aucun objet n'arrive jamais sur une « table rase » (Jodelet, 1984). Quelle que soit l'originalité d'un objet, il devra s'intégrer dans le « déjà là pensé » (Jodelet, 1984) du groupe (Doise & Palmonari, 1986 ; Loubère, 2018). Trois niveaux d'ancrage seraient distingués selon Doise (1992) : l'ancrage psychologique (variation au niveau individuel), l'ancrage sociologique (« comparaisons entre groupes d'individus en fonction des positions qu'ils occupent dans un ensemble de rapports sociaux »), l'ancrage psycho-sociologique (situé entre les deux ancrages précédents). « Le phénomène d'ancrage s'opère de façon différente selon les groupes sociaux. La culture et les valeurs propres à un groupe font qu'un objet social ne sera pas intégré de la même manière et qu'il prendra une forme spécifique pour un groupe » (De Carlos, 2015). Les analyses factorielles de correspondances permettent de définir l'ancrage des représentations des différents groupes étudiés.

Les modèles d'étude des représentations se font essentiellement au travers de trois orientations théoriques dotées de moyens méthodologiques : le modèle sociogénétique (approche anthropologique par étude monographique et analyse documentaire), le modèle sociodynamique (approche d'analyse multidimensionnelle et analyse factorielle des correspondances) et le modèle structural (permettant d'accéder au contenu de la représentation). « C'est Abric qui a enrichi le cadre théorique proposé par Moscovici en développant la théorie structurale et du noyau central. Une représentation est alors composée d'un noyau central ou système central et d'éléments périphériques » (De Carlos, 2015). On considère que deux représentations sociales sont différentes si elles n'ont pas le même noyau, une représentation sociale se construisant dans un processus historique.

La notion des représentations sociales s'intègre dans la théorie de la pensée sociale (Rouquette, 1973). Les représentations sociales trouveraient leur justification dans l'idéologie définie par les croyances, valeurs, normes, thêmata. L'idéologie serait le niveau le plus stable et transversal au groupe. Ce modèle peut être mis en parallèle avec les niveaux d'analyse de la psychologie sociale et des sciences de l'éducation (Ratinaud & Piaser, 2010). Le lien entre idéologie et représentation reste encore « peu formalisé ». La théorie du noyau central possède cependant ses limites, même si elle reste un outil conceptuel efficace pour l'étude des représentations sociales. En psychologie sociale, quatre notions clefs sont identifiées : l'inconscient, le conscient, le refoulement et le complexe. L'intégration de cette approche de l'individu conduit à la théorie du noyau matrice où les fonctions de signification, d'organisation et de stabilisation du noyau selon la théorie structurale sont remplacées par les fonctions de dénotation, d'agrégation et de fédération. Cette théorie voit non seulement la structure du noyau, mais également son assemblage avec l'individu. Les opinions et croyances peuvent donc être autant de liens entre les individus (Moliner, 1996). Les entretiens narratifs sont plus propices à une approche selon la théorie du noyau matrice alors que les questionnaires se limitent plus à une approche selon la théorie du noyau central.

Dans tous les cas, les représentations sociales constituent une approche analytique pertinente pour mieux comprendre les positionnements des acteurs au sein de débats controversés. En effet, ce type d'analyse permet d'identifier le noyau central qui structure la représentation, et dont découlent les opinions et arguments développés.

L'autoguérison ayant été proposée comme une conciliation à l'issue de l'analyse des représentations sur des sujets science-société, comme nous le verrons de façon détaillée dans les chapitres suivants, il a semblé important d'établir un état de l'art sur cette notion à partir de la littérature. Ce sera donc l'objet du paragraphe suivant, permettant de mieux comprendre l'existant sur cet objet.

3. L'autoguérison mentionnée dans la littérature

3.1. La philosophie de l'esprit

Comme nous l'avons déjà présenté antérieurement à ce sujet (Di Scala et *al.*, 2022), nous pouvons mentionner que la littérature actuelle en psychologie pointe la théorie de l'identité entre le cerveau et l'esprit, ou le cerveau et la conscience, ou encore entre « processus cérébral » et sensation (Pinkas, 1995 ; Wolfe, 2013). La pensée en serait une composante. Les théories de l'inconscient (Freud, 1961 ; Jung, 1964) associent quant à elles l'esprit à la psychée, qui désigne les manifestations conscientes et inconscientes du cerveau. Un champ de recherche depuis environ 50 ans s'est également ouvert sur la « philosophie de l'esprit ». Le terme « esprit » en français semble difficile à délimiter en raison de son association historiquement à une tradition spiritualiste et métaphysique, mais également à la psychologie philosophique. La philosophie de l'esprit serait définie comme un champ de la philosophie qui « concerne la nature des phénomènes mentaux et ses manifestations » (Fisette & Poirier, 2000). « La philosophie de l'esprit s'intéresse à tout ce qui est manifestation de l'esprit, sans préjuger de la nature de cet esprit, mais en préjugeant que toutes sortes de choses (un ensemble important, voire la totalité, de nos activités et capacités) sont des manifestations de cet esprit ou en montrent la présence » (Laugier, 2002).

3.2. L'effet placebo et les effets psychologiques et comportementaux

Comme nous l'avons détaillé dans le cadre théorique sur l'effet placebo dans nos travaux antérieurs (Di Scala, 2020b), la notion d'autoguérison apparaît également dans la littérature comme une action de l'esprit ou de la pensée, ou de la psyché sur le corps, « l'effet placebo pose la question générale de la relation du corps à l'esprit, et de la pensée au cerveau, comme en témoignent la littérature et de nombreuses données expérimentales, parfois à l'insu des expérimentateurs » (Tilmans-Cabiaux, 2010, p. 104). Nous pourrons en effet noter quelques références à ce sujet dans la littérature : Rémy Boussageon (2010, p. 10) « [...] L'effet placebo. Cet effet, apparenté à celui de l'imagination, de la suggestion ou celui de l'efficacité symbolique, peut toujours expliquer à lui seul une guérison ou une amélioration de l'état de santé » ; Sylvain Jumeau (2018, p. 20) « Les conceptions modernes sur l'effet placebo mettent davantage l'accent sur les conditions psychophysiologiques qui favorisent la mise en action de mécanismes d'autorégulation des symptômes ». L'ouvrage de Jeremy Howick, philosophe et chercheur en médecine à Oxford où il dirige des recherches sur les placebos et l'empathie s'intitulant « Docteur Vous – les bases scientifiques de l'autoguérison » (2017, p. 24) y fait également référence : « [...] Souvent, ceux qui les pratiquent savent mieux exploiter l'effet placebo et les bienfaits de l'autoguérison corps-esprit que les praticiens de la médecine conventionnelle. [...] Les pensées positives peuvent influencer les résultats physiques [...] quand on comprend que le corps n'est pas seulement une machine et que le corps et l'esprit sont reliés, le mode d'action de la chirurgie placebo s'explique plus facilement [...] ».

L'effet placebo semble bien présent dans tout acte thérapeutique d'après les auteurs. La notion de croyance, valable à l'ensemble des thérapeutiques, y est également présente comme l'indique Alain Autret (2013) dans son ouvrage sur les « Effets placebo – des relations entre croyances et médecine ».

Rémy Boussageon (2010), Goslin (2017), tout comme Sylvain Jumeau (2018), précisent également que « l'effet placebo » du placebo ne semble pas être identique à « l'effet placebo » du médicament, mais également qu'il n'existe pas un effet placebo, mais des effets placebo. Il apparaît en effet que différentes voies neurobiologiques sont déclenchées physiologiquement dans différents contextes d'effets placebo. Alain Autret (2013, p. 49) indiquera « effet placebo avec attente, effet placebo lié au conditionnement, effet non spécifique psychologique et comportemental ne doivent pas être confondus et mélangés dans un ensemble informel que l'on globaliserait sous le terme d'effet placebo. Ils correspondent à des mécanismes physiologiques et neurophysiologiques différents ». David Goslin récapitulera dans sa thèse intitulée « L'effet placebo : les travaux de F. Benedetti, implications pour la relation patient-acteur de santé » (2017, p. 23), que « plusieurs facteurs à l'origine de la réponse placebo sont envisagés : la modulation de l'anxiété et du stress, la nature de l'information dévoilée au patient et d'un point de vue physiologique, la libération d'endorphine ou de dopamine en relation avec le système de récompense. [...]». Sylvain Jumeau (2018, p. 95) nous indique que « le développement des techniques d'imagerie avec une meilleure résolution a permis de mieux préciser les structures impliquées dans l'analgésie placebo [...] ». Cyndi Daures (2017, p. 52) mentionne dans sa thèse intitulée « les effets du psychisme sur le corps humain et les effets placebo » que « suite à différentes expériences, les chercheurs se sont rendu compte que certains patients étaient plus répondeurs vis-à-vis de l'effet placebo que d'autres. Une étude parue le 15 avril 2015 dans le journal Trends in Molecular Medecine indique qu'il existerait différents gènes favorisant la réceptivité d'une personne aux effets placebo. ». D'autres études ont cherché à comprendre ces différences en étudiant les comportements.

Sylvain Jumeau (2018, p. 68) mentionnera qu'« il est finalement indispensable, pour qu'un effet placebo puisse survenir, que la situation pathologique en cause soit amendable, susceptible de variations, de guérison ou de rémission spontanée [...] » : la douleur est la situation la plus sensible, la démonstration d'un effet placebo vrai ne semble avoir été rapportée que dans les troubles symptomatiques (douleur, dyspnée, toux, nausée, anxiété, etc.).

L'ensemble des auteurs mentionnent par ailleurs la relation médecin-patient comme une composante psychologique intervenant dans l'effet placebo. Rémy Boussageon (2010) distingue néanmoins dans ses travaux la relation patient-médecin qui possède un effet clinique retrouvé sans placebo, de l'effet placebo attribué uniquement à l'objet placebo. Alain Autret (2013) distingue également cette relation patient-médecin de l'effet placebo en indiquant qu'elle correspond à un facteur non spécifique psychologique lié essentiellement à l'empathie.

Nous voyons que l'autoguérison, en tant que relation corps/esprit, est étudiée au travers des différentes analyses, mais uniquement via des phénomènes qui la composent (effet placebo, effet psychologique et comportemental, notamment), sans pour autant être elle-même définie en tant que concept.

Chapitre II

ANALYSE DES REPRÉSENTATIONS SOCIALES SUR DEUX SUJETS SCIENCE-SOCIETE

Ce chapitre a pour objectif de présenter les travaux précédemment effectués au sujet des représentations à propos de l'homéopathie d'une part, et de la vaccination d'autre part. L'enjeu sera ici de mettre en évidence le déterminant commun identifié, l'ancrage sociologique moderne ou postmoderne, et proposé comme à l'origine des différences des représentations science-société au sein des débats controversés.

Afin de présenter ces résultats d'analyse, il semble important dans chaque cas de redéfinir le contexte de l'objet étudié, l'homéopathie, puis la vaccination, afin d'en pointer ensuite l'approche méthodologique, puis les résultats saillants conduisant à notre analyse.

1. Analyse des représentations sociales de scientifiques au sujet de l'homéopathie

(cf. analyse publiée dans « L'homéopathie, des désaccords entre scientifiques », Di Scala, 2020b, L'Harmattan)

L'homéopathie est un sujet publiquement controversé. La controverse sociétale porte essentiellement sur la scientificité de cet objet. Certains estiment que cet objet n'est pas un objet médical et scientifique, les autres estimant au contraire qu'il est un objet médical et de science dont il reste encore des connaissances à découvrir. Les premiers se basent sur des recherches attribuant uniquement un effet placebo à cet objet (NHMRC, 2015 ; EASAC, 2017), les opposants revendiquent des recherches (Bornhoft & Matthiessen, 2011 ; Grimaldi-Bensouda *et al.*, 2016) montrant son action propre notamment dans un cadre de référence différent. En 2018, ces affrontements ont conduit à une tribune publique en défaveur de l'homéopathie et à des procès en justice suite à des dépôts de plaintes des défenseurs de l'homéopathie.

L'OMS dès 2002 (OMS, 2002) différencie les médecines conventionnelles des médecines non conventionnelles. Parmi les médecines non conventionnelles, les plus fréquentes et les mieux reconnues au niveau européen, il y a l'homéopathie. L'Europe a choisi le terme de « médecine non conventionnelle (MNC) » dans ses textes officiels (Assemblée parlementaire, 1999). La France est le premier pays consommateur et exportateur d'homéopathie (CAMbrella, 2012).

Les politiques de remboursement de l'homéopathie sont continuellement remises en cause par les différents gouvernements, la majeure partie des remboursements se faisant par la complémentaire santé. Suite à la tribune publique en défaveur de l'homéopathie (2018), suite au communiqué de presse de l'Académie de Médecine en défaveur du remboursement de l'homéopathie (2019) et suite à différentes études indiquant son effet placebo, une évaluation de la HAS commanditée par le ministère de la Santé a conduit à l'arrêt du remboursement de l'homéopathie en 2021.

1.1. La méthodologie employée

Pour analyser les représentations, des entretiens narratifs qui sont des formes d'interviews ont été réalisés téléphoniquement. Pour chaque entretien, la durée moyenne était de 50 min et il a été demandé aux scientifiques interrogés : « Pouvez-vous me raconter votre parcours de vie et vos raisons/motivations qui vous ont conduit à devenir médecin/chercheur/scientifique d'une part puis à vous spécialiser sur votre thématique d'autre part ? Dans un dernier temps, vous me direz ce que vous pensez de l'homéopathie en général et des recherches qui sont menées. Prenez tout le temps nécessaire pour raconter ce parcours de vie et débuter votre narration à l'époque de votre vie qui vous semble la plus judicieuse (cela peut être dès le plus jeune âge ou plus tard…). »

Dans le respect de la réglementation européenne de protection des données RGPD applicable depuis le 25 mai 2018, lors de la soumission des entretiens, une demande de consentement oral enregistré portant sur l'anonymat des données a été au préalable, soumise, afin d'avoir l'accord des scientifiques interrogés. Une demande écrite d'accord pour publication des discours a également été obtenue au préalable de la diffusion.

Les entretiens qui ont eu lieu entre novembre 2018 et octobre 2019 se sont poursuivis jusqu'à l'obtention de l'effet de saturation, c'est-à-dire jusqu'à ce qu'ils n'apportent plus de valeur ajoutée à la connaissance sociologique de l'objet étudié (Abric, 2011). Les données bibliographiques indiquent que cet effet de saturation variable a souvent lieu entre 10/12 et 30 entretiens recueillis (Poupart *et al.*, 1997 ; Guest *et al.*, 2006).

Au total, environ 200 scientifiques ont été contactés pour ces entretiens. Parmi eux, 36 ont participé à l'étude, l'effet de saturation ayant été atteint après 24 scientifiques interrogés. Le choix du nombre de sujets interrogés, et donc l'arrêt de la recherche de nouveaux contacts, a été défini pour s'assurer de l'effet de saturation présenté précédemment. Les scientifiques ciblés ont été choisis soit en fonction de positions publiques ayant pu être identifiées en faveur ou en défaveur de l'homéopathie, soit par l'intermédiaire de contacts, soit ont été choisis au hasard sans connaître leur tendance en contactant différents chercheurs nationalement. L'objectif est de caractériser les représentations des groupes opposés et d'identifier si des positionnements intermédiaires de chercheurs pris au hasard constituent un groupe de représentation distinct. Les thématiques de recherche des chercheurs contactés étaient en lien avec la santé soit dans le cadre de recherches fondamentales soit dans le cadre de recherches cliniques et médicales. L'effet de saturation a donc été atteint lorsque les différents arguments, positionnements, opinions et évaluations devenaient redondants de façon répétée parmi les sujets interrogés et que les entretiens n'apportaient plus de nouvelles variantes.

Les discours issus des entretiens réalisés avec les scientifiques interrogés ont été découpés en sept thématiques. Lorsqu'une thématique n'a pas été abordée par le sujet dans son récit, il a été questionné à ce sujet afin de compléter ses propos : 1) parcours 2) évaluation de l'homéopathie 3) opinions sur les recherches en homéopathie 4) opinions sur les médecins homéopathes et/ou sur les raisons des oppositions 5) évaluation de l'effet placebo 6) opinions sur les laboratoires pharmaceutiques 7) opinions sur le genre.

Le logiciel IRaMuTeQ est un logiciel libre de Pierre Ratinaud permettant les analyses multidimensionnelles de textes et de questionnaires grâce à son interface avec le logiciel de statistique R, il utilise des clés d'analyse équivalentes aux clés catégorielles d'ALCESTE. Il permet des analyses de similitudes (ADS) permettant d'identifier le noyau de la représentation sociale et sa périphérie s'appuyant sur une analyse statistique de type Khi 2. Par un calcul d'écart à l'indépendance et de forces de cooccurrences entre les termes lexicaux employés dans un discours, ce logiciel permet une représentation graphique en arbre (d'un ou plusieurs discours) en faisant apparaître de façon centrale les formes lexicales les plus représentées et leurs forces de cooccurrences avec les communautés lexicales voisines. Ce logiciel couplé à une analyse qualitative a donc été utilisé pour effectuer cette analyse.

1.2. Les principaux résultats d'analyse

1.2.1. Profil de l'échantillon

Parmi les 36 scientifiques étudiés, deux groupes ont été distingués selon un critère de classification commun qui a ensuite émergé : groupe A, nommé « Pas d'action propre pharmacologique de l'homéopathie (PAP) » et groupe B, nommé « Action propre de l'homéopathie (AP), certaine, possible ou non exclue » (degré de certitude évalué en fonction des propos des sujets).

Dans le groupe A (n = 19) : 1 médecin en lien avec l'Université, 9 sont médecins chercheurs sur un sujet extérieur à l'homéopathie (l'un d'entre eux ayant mentionné avoir travaillé plusieurs années sur un sujet associé à l'homéopathie) et 9 sont chercheurs en santé sur un sujet également extérieur (l'un d'entre eux ayant mentionné avoir travaillé ponctuellement sur un sujet associé à l'homéopathie). Le groupe est représenté par 14 hommes et 5 femmes, dont les âges renseignés se situent entre 33 et 72 ans (moyenne = 52,5 ans, écart-type = 11,5 ans, médiane = 52 ans, 50% des âges renseignés sont compris entre 41 et 60 ans). L'âge de quatre sujets n'est pas renseigné.

Dans le groupe B (n = 17) : 7 sont médecins spécialisés en homéopathie et ont participé à des expérimentations de recherche publiées sur le sujet, 4 sont médecins-chercheurs dont 2 ont travaillé sur le sujet de l'homéopathie et 2 sont extérieurs au sujet, et 6 sont chercheurs en recherche fondamentale dont 2 ont travaillé sur le sujet de l'homéopathie et 4 sont extérieurs au sujet. Le groupe est représenté par 13 hommes et 4 femmes, dont les âges renseignés se situent entre 40 et 73 ans (moyenne = 59,5 ans, écart-type = 11,5 ans, médiane = 64 ans, 50% des âges renseignés sont compris entre 45 et 67 ans). L'âge de trois sujets n'est pas renseigné.

La moyenne et la médiane des âges de ces deux groupes ainsi que les proportions genrées ne sont pas forcément représentatives de la répartition réelle du public ciblé, puisque ce n'était pas l'objet de cette étude. Il sera cependant intéressant de noter que l'on retrouve aussi bien des hommes que des femmes dans ces deux groupes en proportion équivalente, comprenant des sujets de classes d'âges différentes et équivalentes dans les deux groupes. Les profils et spécialités des chercheurs en santé et médecins-chercheurs restent diversifiés dans les deux groupes : il est retrouvé des spécialités de médecine générale, d'immunologie, de physiologie, de génétique par exemple, avec néanmoins des spécialités en lien avec la chimie, présentes uniquement pour le groupe B. Quant aux parcours rencontrés, on retrouve dans les deux groupes des sujets ayant intégré une grande école ou ayant un cursus universitaire plus classique.

1.2.2. Norme versus valeur

Pour les scientifiques du groupe A (à gauche de la figure 1), l'homéopathie est évaluée comme une non-conformité à la norme scientifique. Au contraire pour les scientifiques du groupe B (à droite de la figure 1), l'homéopathie est évaluée comme une valeur médicale qui prend en compte l'approche globale de l'individu et sans effets secondaires. S'affrontent donc deux visions différentes en raison d'une norme (groupe A) qui se confronte à une valeur (groupe B).

Il est intéressant de voir dans les discours des scientifiques que cette norme et cette valeur existent dans leurs représentations sur la médecine en dehors même de l'homéopathie. En d'autres termes, cette confrontation entre norme et valeur ne s'applique pas uniquement à l'homéopathie et pourrait s'appliquer à d'autres médecines non conventionnelles.

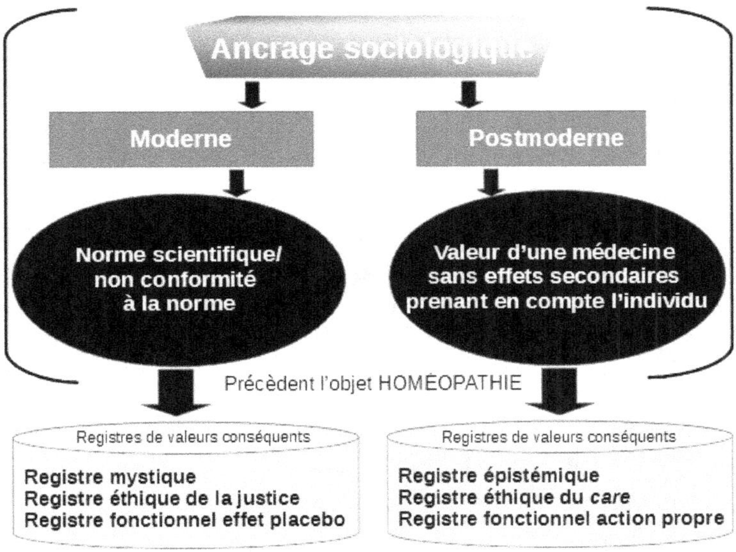

Figure 1 : Représentations sociales des groupes A (à gauche) et B (à droite), centrés respectivement sur la norme avec un ancrage moderne et sur une valeur avec un ancrage postmoderne.

Il est important de noter que la norme scientifique et cette valeur sont en réalité présentes chez les scientifiques des deux groupes. Cependant, la norme scientifique est positionnée à la place centrale dans la vision des scientifiques du groupe A, la valeur prend donc une forme différente dans leur vision, puisqu'elle est au service de la norme scientifique. C'est ainsi qu'on retrouvera pour ces scientifiques, par exemple, une volonté de privilégier le soin lorsque cela est possible au travers de la déprescription, en limitant l'usage excessif de médicaments induisant des effets secondaires. À l'inverse, c'est la valeur qui sera centrale dans la vision des scientifiques du groupe B, la norme scientifique sera donc au service de cette valeur. C'est ainsi qu'on retrouvera les scientifiques du groupe B privilégier, quand cela semble possible pour le patient, une approche vers des médecines non conventionnelles et orientales.

1.2.3. Conséquences d'une confrontation entre norme et valeur

Que se passe-t-il lorsqu'il y a confrontation entre cette norme scientifique et cette valeur ? Lorsque la valeur du groupe B s'affronte à la norme scientifique, elle est alors perçue comme une transgression à la norme. Eric Prairat (2012, p. 40) nous indique sur ce sujet que « [...] la transgression publique d'une norme déclenche toujours une vive réaction, pour ne pas dire une sanction. [...] La transgression d'une norme soulève l'inquiétude du retour à un monde fondamentalement imprévisible. Au-delà de la norme transgressée, l'acte déviant porte toujours en lui le germe du désordre et le phantasme mortifère de la vie à nouveau impossible ». Les sujets du groupe B, essentiellement ceux travaillant sur l'homéopathie, se mobiliseront alors face à ces « vives réactions ». Rezsohazy (2006, p. 12) indique en effet sur la notion de valeur que ces dernières « mobilisent les acteurs, particulièrement lorsque les leurs sont négligées, contredites, attaquées, bafouées ».

1.2.4. Les registres de valeurs mobilisés

En regardant de plus près, l'analyse nous montre qu'en réalité trois registres de valeurs ou familles de valeurs (Heinich, 2017) s'affrontent entre les groupes A et B (figure 1) : les registres, mystique/épistémique, les registres, éthique de la justice/éthique du *care* et les registres fonctionnel effet placebo/fonctionnel action propre. À quoi correspondent-ils et quels types de conflits génèrent-ils ?

-Les registres, mystique/épistémique : ces familles de valeurs sont diamétralement opposées. Les scientifiques du groupe A pour une partie d'entre eux (mais pas tous) voient l'homéopathie comme un objet de « croyance », de « sorcellerie », de « charlatanisme », de « magie » se référant à des valeurs mystiques. Au contraire les scientifiques du groupe B voient l'homéopathie comme une « médecine », des « connaissances scientifiques » à approfondir se référant à des valeurs que l'on nomme épistémique puisqu'associant l'homéopathie au savoir scientifique. C'est cette totale incompatibilité entre ces registres de valeurs qui serait à l'origine des plus fortes tensions, des plus forts conflits et des procès en justice.

-Les registres fonctionnels effet placebo/fonctionnel action propre : ces familles de valeurs ne sont pas diamétralement opposées puisqu'elles portent sur l'existence d'une efficacité de l'homéopathie. Les scientifiques du groupe A estiment que cette efficacité se fait par effet placebo (et est vecteur de soins pour certains sujets). Au contraire, les scientifiques du groupe B estiment que cette efficacité a lieu par action propre (avec des degrés de certitude). Une opposition sur le mécanisme d'action crée donc des tensions et des conflits, mais pas des affaires en justice. Notons néanmoins que pour certains sujets du groupe A l'homéopathie n'a pas d'efficacité, pour ces derniers il y a alors incompatibilité avec les sujets qui estiment qu'il existe une efficacité. Cette opposition peut même avoir lieu au sein du groupe A entre ceux qui estiment qu'il existe une efficacité par effet placebo et ceux qui estiment qu'il n'y a pas d'efficacité du tout.

-Les registres éthique de la justice/éthique du *care* : ces familles de valeurs ne sont pas diamétralement opposées puisqu'elles concernent toutes deux l'éthique en matière médicale, c'est-à-dire la façon de prendre en compte le patient dans l'acte de soin. Les scientifiques du groupe A estiment que les patients doivent être pris en compte et soignés dans le cadre précis d'une balance-bénéfice/risque, ce qu'ils estiment être le plus juste et le plus équitable. Ils mobilisent donc l'éthique de la justice. Les scientifiques du groupe B estiment que les patients doivent être pris en compte et soignés en s'occupant de ce qui est important pour le patient en tant qu'individu au travers de son bien-être. Ils mobilisent donc l'éthique du *care* qui déplace le centre de gravité de l'éthique du juste sur l'important (Molinier *et al.*, 2009). Cette opposition crée des conflits, mais pas des procès, en effet la sociologie nous indique que ce sont les registres incompatibles qui conduisent à des affaires en justice (Heinich, 2017).

1.2.5. Ancrage moderne *versus* postmoderne

1.2.5.1. Définitions du modernisme et du postmodernisme

Certaines théories explicatives de l'évolution de la société se distinguent depuis les années 1980 : les théories du modernisme *versus* du postmodernisme.

Le modernisme, appelé aussi par certains auteurs, la pensée moderne, la modernité, ou encore la constitution moderne, est consécutif au prémodernisme. Le prémodernisme, défini comme l'époque précédant l'époque des lumières et le 17e siècle, a laissé place à un monde moderne dont les définitions varient quelque peu selon les auteurs et leur courant de pensée. Le modernisme est cependant d'un commun accord une rupture avec le passé. Bruno Latour dans son ouvrage « Nous n'avons jamais été modernes » (Latour, 1991), nous explique que le modernisme désigne pour lui « deux ensembles de pratiques entièrement différentes qui pour rester efficaces doivent demeurer distincts ». Anthony Giddens dans son ouvrage « Les conséquences de la modernité » (Giddens, 1994) définit la modernité comme « des modes de vie ou d'organisation sociale apparus en Europe vers le 17e siècle et qui progressivement ont exercé une influence plus ou moins planétaire ». Il existe selon lui des discontinuités à différentes phases du développement historique n'existant tout simplement pas aux époques historiques précédentes. Michel Maffesoli dans son ouvrage « L'ordre des choses – penser la postmodernité » (Maffesoli, 2014) définit la modernité comme « un idéal républicain démocratique du contrat social construit sur trois principes intangibles : individualisme, rationalisme, progressisme ».

Si chacun des auteurs cités précédemment, représentant de différentes théories sociologiques, admet une évolution actuelle de la société depuis les années 1980 face au modernisme et à ses conséquences, les théories explicatives semblent néanmoins controversées. En effet deux grandes théories ont émergé : l'une privilégiant l'explication de l'évolution de la société par la théorie d'une radicalisation face aux risques conséquents à la modernité/l'hypermodernité, l'autre l'expliquant par la théorie de la postmodernité. Avant de définir synthétiquement ces deux théories, il est intéressant de noter que la facilitation institutionnelle de diffusion des théories postmodernistes diffère selon les pays. Comme Jean-Yves Trépos (1998) nous l'explique dans son étude sociétale de la scène anglophone, cette dernière « n'oppose plus vraiment les partisans d'une explication en termes de modernité à ceux qui préfèrent recourir à la postmodernité, mais elle est travaillée par des courants qui forment un vaste entre-deux [...] ».

La théorie de la radicalisation de la modernité/ l'hypermodernité est expliquée par Anthony Giddens (1994), l'un des fondateurs : « loin d'aborder une ère postmoderne, nous entrons plus que jamais dans une phase de radicalisation et d'universalisation des conséquences de la modernité ». Sébastien Charles ajoute en 2005 (Charles, 2005) que « la société hypermoderne se présente sous la forme d'un « chaos organisateur ». Cette théorie voit donc l'évolution actuelle de notre société depuis les années 1980 comme une coexistence d'individus dont les comportements sont ancrés sur la modernité, et d'autres dont les comportements se distinguent par une radicalisation de la modernité, distinguant ainsi des comportements responsables et irresponsables « incapables de résister aux sollicitations extérieures comme aux impulsions intérieures » (Charles, 2005).

La théorie de la postmodernité, quant à elle, est mise en avant par d'autres sociologues tels que Michel Foucault, Jacques Derrida, Jean-François Lyotard ou encore Michel Maffesoli. Ce dernier indique qu'il y a « un besoin de réenchantement du monde que les élites instituées ne peuvent ou ne veulent pas entendre. Focalisées qu'elles sont sur le vieil idéal républicain du contrat social [...] il convient de regarder le monde tel qu'il est et non tel qu'il devrait être. Et comment il faut, pour ce faire, mobiliser non seulement la raison, mais aussi le rêve, l'imagination, le monde des sens » (Maffesoli, 1996, 2014). Jean-François Lyotard, à qui l'on doit la popularisation de la notion de postmodernité, nous indique que « la vision postmoderne distingue une pluralité de savoirs hétérogènes où la science n'occupe plus la première place » (Lyotard, 1979). Cette théorie ancre donc les nouveaux comportements dans une évolution de la société intégrant la raison sensible (raison interne, expérience, sens commun) en sus d'une simple rationalité abstraite qui veut prendre en compte d'après Maffesoli, « la réalité dans sa totalité » plutôt que « de se contenter d'analyser le monde réel » au travers « d'un rationalisme moderne ».

Des théories intermédiaires ou alternatives de Bruno Latour (Latour, 1991) ou Pierre Le Vigan (Le Vigan, 2015) par exemple ont également émergé, mais sont finalement des entre-deux comme l'a analysé Jean-Yves Trépos (1998) : « Dans les temps actuels, nous avons à la fois des éléments de postmodernité, mais aussi des éléments qui relèvent de l'intensification de la modernité ».

1.2.5.2. Analyse sous l'angle des ancrages sociologiques modernes ou postmodernes

Concernant nos deux groupes, l'analyse nous montre que les scientifiques du groupe B auraient une vision postmoderne alors que les scientifiques du groupe A auraient une vision moderne (figure 1). Pour chacun des scientifiques, cette vision moderne ou postmoderne aura cependant des degrés différents d'enracinement.

Les scientifiques du groupe A qui ont la vision moderne la moins enracinée ne verront pas forcément les mouvements associatifs de scientifiques homéopathes comme une forme de radicalisation. Ils seront, même pour certains, compréhensifs. Les scientifiques qui ont la vision moderne la plus enracinée verront *a contrario* les scientifiques homéopathes comme des individus irresponsables qui se sont radicalisés contre les risques de la médecine conventionnelle, alors qu'il faudrait se recentrer d'après eux sur la balance-bénéfice/risque existante.

Les scientifiques du groupe B qui ont la vision postmoderne la moins enracinée estime qu'il faut avoir une ouverture vers d'autres types de médecines telles qu'orientales, la médecine classique ayant aussi ses limites. Les scientifiques ayant la vision postmoderne la plus enracinée estimeront quant à eux que non seulement la médecine conventionnelle possède ses limites, mais qu'il faut un changement de paradigme en matière médicale.

Il apparaît ici que la norme et la valeur qui s'opposent et que nous avions identifiées au sein des représentations des scientifiques sont en réalité présentes dans la vision des scientifiques en raison de leur vision respectivement moderne et postmoderne. Ce serait donc l'ancrage moderne ou postmoderne qui serait à l'origine des différences de visions entre scientifiques. Les trois registres de valeurs identifiés et opposés (mystique/épistémique ; éthique de la justice/éthique du *care* ; fonctionnel effet placebo/fonctionnel action propre) seraient quant à eux la conséquence de ces norme et valeur mobilisées. Le degré d'enracinement de ces registres de valeurs varierait chez les scientifiques de façon corrélative au degré d'enracinement de l'ancrage sociologique moderne ou postmoderne. Notons que ces différents degrés d'enracinement ont été retrouvés aussi bien chez les scientifiques hommes et femmes étudiés de classes d'âges différentes.

Voyons maintenant si ces ancrages sont retrouvés comme déterminants dans le positionnement des individus sur un autre sujet science-société, tel que la vaccination.

2. Analyse des représentations sociales du grand public au sujet de la vaccination

(cf. analyse publiée dans « Vaccination en général et vaccination anti-covid », Di Scala, 2021, L'Harmattan)

Il semble intéressant de noter que cette controverse sociétale a accompagné « la formation des états modernes depuis la fin du XVIIIe siècle » (Salvadori & Vignaud, 2019, p. 308). Elle semble s'amplifier publiquement lors de scandales médicaux, « lorsque les maladies régressent visiblement et que la puissance publique sait agir avec diplomatie, l'opinion antivax faiblit » (*Ibid.*, p. 301).

Floret (2010) nous indique que le grand public est globalement en faveur de la vaccination, mais que l'adhésion vaccinale semble diminuer avec l'âge, et semble meilleure chez les hommes que chez les femmes. Cependant, il apparaît que différentes études sociologiques vont dans des sens contradictoires à ce sujet, certaines définissant le profil type de l'antivax comme étant « un homme de 50 ans à faible revenu et niveau d'études » et d'autres « d'une femme, d'âge, de revenu et de niveau scolaire moyens » (Salvadori & Vignaud, 2019, p. 304).

Concernant les freins ou résistances face à la vaccination, on retrouvera dans la littérature des origines qui coïncident : effets secondaires réels, coïncidences entre vaccination et maladies déclenchées, études scientifiques publiées comportant des biais, décisions de justice parfois difficilement compréhensibles (Floret, 2010, Myotte-Duquet, 2018 ; Salvadori & Vignaud, 2019 ; Rudelle, 2020).

L'étude des représentations de patients ou de médecins montre, en conséquence, qu'ils sont un certain nombre à craindre les effets secondaires et qu'ils n'ont pas une totale confiance en la vaccination (Myotte-Duquet, 2018). Il apparaît également une méfiance de certains d'entre eux à l'égard de l'industrie pharmaceutique qui aurait des intérêts économiques primant sur la santé. Les bénéfices attendus en termes de prévention semblent d'ailleurs constituer le noyau central de leur représentation (Sardy *et al.,* 2012). Des épisodes personnels vécus semblent également alimenter cette méfiance face à la vaccination (Rudelle, 2020). Floret (2010) classera la population non favorable ou réservée à la vaccination, en deux catégories : « les sceptiques » et « les opposants ». Salvadori & Vignaud (2019) les classeront de façon analogue en « opportunistes » et en « radicaux ». Leurs définitions se rejoignent, si ce n'est que les « opportunistes » seraient des sceptiques qui dénoncent la toxicité après un drame les touchant ou un fait d'actualité. Autrement, ils sont tous plutôt adeptes des médecines alternatives, les « sceptiques » ou « opportunistes », voulant des discussions sur les stratégies vaccinales, sur les effets secondaires, l'efficacité des vaccins et leur sécurité. Quant aux « opposants » ou « radicaux », ils avancent des motifs religieux, philosophiques ou idéologiques, ils semblent être des opposants déclarés à la médecine allopathique. Ils sont par ailleurs sensibles à la violation des libertés individuelles, à la théorie du complot et pensent que la vaccination est inefficace. Salvadori & Vignaud (2019) définiront alors dans leur ouvrage quatre grands arguments qui semblent traverser les âges concernant les antivax : l'argument naturaliste (laisser faire la nature), l'antivaccinisme religieux (le destin et la volonté de Dieu justifient les maladies), l'argument alterscientifique (absence d'intérêt scientifique à la vaccination) et l'argument politique/le Big pharma (la vaccination est aussi une affaire politique et économique).

2.1. La méthodologie employée

Pour analyser les représentations sociales, un questionnaire a été proposé au grand public entre janvier et février 2021, pour lequel 284 réponses ont été obtenues. « Le questionnaire reste à l'heure actuelle la technique la plus utilisée dans l'étude des représentations. Le questionnaire permet d'introduire les aspects quantitatifs fondamentaux dans l'aspect social d'une représentation : [...] les méthodes d'analyse récentes renforcent la place privilégiée du questionnaire » (Abric, 2011).

Dans le respect de la réglementation européenne de protection des données RGPD applicable depuis le 25 mai 2018, lors de la soumission des questionnaires, une demande de consentement portant sur l'anonymat des données a été au préalable soumise afin d'avoir l'accord des sujets interrogés.

Ce questionnaire a été diffusé grâce à l'INSPE de Dijon, grâce au site web du projet COVID3S de Lyon, sur le site web du projet HOMEOCSS, sur les réseaux sociaux via différents contacts et il a été adressé à une association de promotion de l'homéopathie.

Ce questionnaire comportait dix questions, concernant sa première partie :

-Les deux premières ont permis de questionner la méfiance ou non, face à la vaccination en général et la vaccination anti-COVID en particulier, et d'en connaître les arguments développés.

-Les quatre propositions suivantes ont permis de définir les degrés d'adhésion des répondants (en pourcentages) à l'ancrage sociologique moderne ou postmoderne, ainsi que leur degré d'adhésion à la norme scientifique et pharmacologique d'une part, et à la valeur d'une médecine sans effets secondaires prenant mieux en compte l'individu, d'autre part. L'enjeu a été de définir l'existence d'un centre de gravité sur l'ancrage moderne/norme ou sur l'ancrage postmoderne/valeur, selon les sujets.

-Les deux propositions suivantes ont permis de définir le degré d'adhésion (en pourcentages) des répondants à l'éthique de la justice ou à l'éthique du *care*, en matière de soin. L'enjeu a été de définir l'existence d'un centre de gravité sur l'une ou l'autre des éthiques.

-Enfin, les deux dernières propositions ont permis de définir le degré d'adhésion (en pourcentages) des répondants portant sur la vision qu'ils ont des opposants à la vaccination, soit en les voyant comme étant dans une croyance (registre mystique), soit en les voyant comme pointant les limites de la science et voulant qu'elle évolue différemment (registre épistémique). L'enjeu a été de définir l'existence d'un centre de gravité sur l'un ou l'autre des registres.

Les propositions du questionnaire ont été établies à partir du travail réalisé précédemment sur l'analyse des représentations des scientifiques au sujet de l'homéopathie. En effet, il était apparu dans l'analyse précédente que ces ancrages, norme et valeur, précédaient l'objet homéopathie étudié et pouvaient s'appliquer à d'autres objets, et à d'autres publics. L'objet d'étude vaccination est lui aussi soumis à une controverse sociétale et la littérature associe par ailleurs l'hésitation vaccinale à des sujets plutôt adeptes des médecines naturelles. Il semblait donc pertinent de tester cette hypothèse.

L'enjeu a donc été dans cette analyse, de croiser les ancrages, registres éthiques, mystique et épistémique, avec la méfiance ou non, face à la vaccination.

Le travail d'analyse a utilisé une approche qualitative et semi-quantitative, des outils statistiques (box plot, analyse de similitudes) et notamment principalement le Khi2 d'homogénéité. Ce test statistique a pour objectif d'effectuer une comparaison de plusieurs répartitions observées, à des répartitions théoriques au sein de l'échantillon.

2.2. Les principaux résultats d'analyse

2.2.1. Profil de l'échantillon

Il sera important d'indiquer en préambule que l'échantillon étudié n'est pas forcément représentatif de la population, concernant la répartition des âges, du genre, des niveaux d'études et des filières d'études supérieures. Cette analyse se veut qualitative et non quantitative et populationnelle. Cependant, les répartitions des sujets en fonction de différentes variables seront étudiées quantitativement, en prenant en compte la répartition globale au sein de l'échantillon, afin de définir si certaines variables sont très significativement en lien avec la prise de décision vaccinale. Les variables identifiées comme très significatives pourront donc laisser supposer qu'elles le seraient possiblement sur un effectif populationnel, et inviteront donc à réaliser des études ultérieures à ce sujet et dans ce sens, afin que ces résultats soient confirmés.

L'échantillon de population étudié comprend 284 réponses d'individus, dont les différents niveaux d'études sont représentés allant du niveau collège au niveau Bac+8. La distribution est cependant centrée sur un niveau entre Bac et Bac + 5.

Les filières d'études supérieures scientifiques sont davantage représentées, suivies par les filières « autre », puis par les filières sciences humaines et sociales (SHS). Les individus ayant suivi des filières d'études supérieures littéraires sont moins nombreux que les individus n'ayant pas suivi d'études supérieures.

Cet échantillon contient très majoritairement des réponses de sujets de sexe féminin, plus de 200 sur 284 réponses.

Les répondants proviennent de différents départements français, dont les plus représentés sont les départements proches du lieu de diffusion du questionnaire : la Côte-d'Or (21) et la Saône-et-Loire (71).

2.2.2. L'étude des variables

Il apparaît au sein de cette analyse et au sein de notre échantillon, au regard de tests statistiques Khi2 d'homogénéité, que les variables, niveaux d'études, filières d'études supérieures, et genre, n'ont pas d'influence sur le positionnement face à la vaccination. Concernant la variable âge, nous pourrons observer que la répartition des sujets en fonction de leur positionnement, méfiants ou non méfiants, montre des intervalles interquartiles différents et des moyennes d'âge et médianes différentes, notamment entre les « oui, je suis méfiant » (moyenne = 62.6 ans, écart-type = 13 ans, SEM = 1.05 an) et « non, je ne suis pas méfiant » (moyenne = 46.1 ans, écart-type = 16 ans, SEM = 1.93 an). Les sujets sembleraient plus jeunes selon le positionnement « non, je ne suis pas méfiant », au regard du positionnement « oui, je suis méfiant ». Les écarts à la moyenne (SEM) sont différents, même si les écarts-types calculés se chevauchent au regard des écarts d'âges dans la distribution de chaque groupe. Ces données indiquent une possible différence entre les positionnements en fonction de l'âge. Il n'est cependant pas à exclure un biais méthodologique, car les répondants provenant de l'association de promotion de l'homéopathie ont potentiellement une moyenne d'âge plus importante que la moyenne d'âge des répondants issus des réseaux sociaux, ce qui pourrait engendrer cette différence d'âge apparente.

Il est par ailleurs intéressant de voir que dans la littérature, l'âge, le genre et le niveau d'études, attribués au profil de l'individu ayant une hésitation vaccinale, restent contradictoires selon les analyses sociologiques (Salvadori & Vignaud, 2019, p. 303-304). Certaines indiquent d'ailleurs, tout comme cela semble apparaître dans notre échantillon, que l'hésitation vaccinale est plus importante avec l'âge (Floret, 2010).

2.2.3. Ancrage moderne *versus* postmoderne déterminant dans le positionnement vaccinal

Par souci de clarté face à l'objectif de cet ouvrage, les données portant sur les sujets indiquant qu'ils sont « parfois méfiants » ne seront pas présentées ici. Elles pourront être retrouvées dans l'ouvrage publié et référencé en introduction.

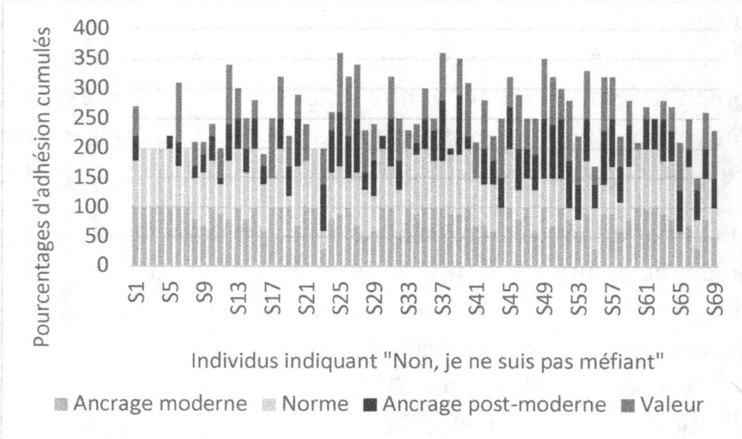

Figure 2 : Pourcentages d'adhésion cumulés des individus indiquant « Non, je ne suis pas méfiant » concernant les quatre propositions définissant l'ancrage (en partant du bas) : ancrage moderne/norme/ancrage postmoderne/valeur, n = 69.

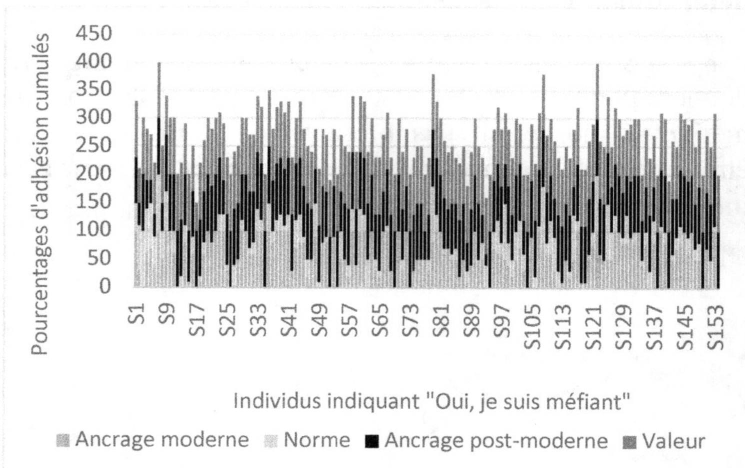

Figure 3 : Pourcentages d'adhésion cumulés des individus indiquant « Oui, je suis méfiant » concernant les quatre propositions définissant l'ancrage (en partant du bas) : ancrage moderne/norme/ancrage postmoderne/valeur, n = 154.

La majorité des sujets interrogés disant « Non, je ne suis pas méfiant » ; ont un centre de gravité défini principalement autour de l'ancrage moderne et de la norme (figure 2). Les sujets disant que « Oui, ils sont méfiants » ; ont un centre de gravité défini principalement autour de l'ancrage postmoderne et de la valeur (figure 3).

En analysant statistiquement la répartition des ancrages moderne/norme ou postmoderne/valeur au sein de l'échantillon, au regard de leur positionnement face à la vaccination en général, un Khi2 d'homogénéité a permis de confirmer que cette répartition est très significativement différente entre les sujets qui disent « non, je ne suis pas méfiant », et ceux qui disent « oui, je suis méfiant » ($Qc>>>K_{ddl0.05}$).

2.2.4. Les registres de valeurs influencent le positionnement vaccinal

Une fois de plus, par souci de clarté face à l'objectif de cet ouvrage, les données portant sur les sujets indiquant qu'ils sont « parfois méfiants » ne seront pas présentées ici. Elles pourront être retrouvées dans l'ouvrage publié et référencé en introduction.

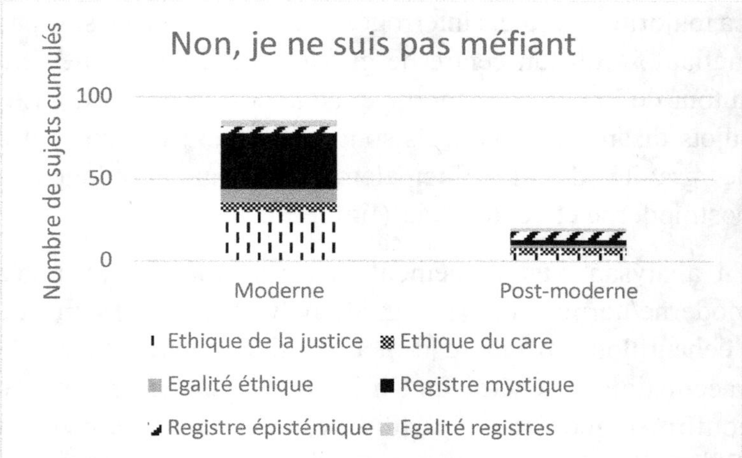

Figure 4 : Nombre de sujets cumulés indiquant « Non je ne suis pas méfiant », en fonction de l'ancrage moderne/norme ou postmoderne/valeur, et exprimant les registres, éthique de la justice/éthique du *care*, mystique/épistémique ou une égalité des éthiques ou une égalité des registres (mystique et épistémique), n = 69.

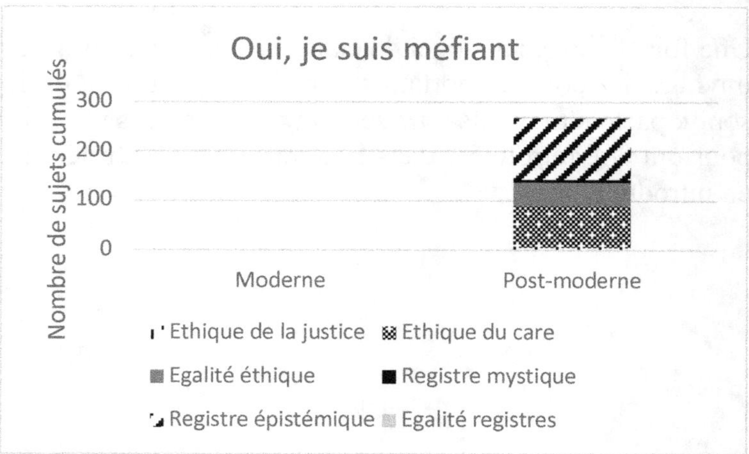

Figure 5 : Nombre de sujets cumulés indiquant « Oui, je suis méfiant », en fonction de l'ancrage moderne/norme ou postmoderne/valeur, et exprimant les registres, éthique de la justice/éthique du *care*, mystique/épistémique ou une égalité des éthiques ou une égalité des registres (mystique et épistémique), n = 154.

Cette analyse qualitative met en évidence que les individus ayant un ancrage moderne/norme mobilisent significativement et majoritairement les registres, éthique de la justice (prise en compte du patient, centrée sur le juste et l'équitable) et mystique (voyant les opposants à la vaccination dans une croyance). Les individus ayant un ancrage moderne/norme sont principalement non méfiants (figure 4).

A contrario, il apparaît que les individus ayant un ancrage postmoderne/valeur mobilisent significativement et majoritairement les registres, éthique du *care* (prise en compte du patient centrée sur ce qui est important pour lui) et épistémique (voyant les opposants à la vaccination comme pointant les limites de la science). Les individus ayant un ancrage postmoderne/valeur sont principalement méfiants (figure 5).

En conclusion, le registre de valeurs éthique de la justice, couplé au registre mystique, sont significativement liés à la non-méfiance vaccinale et à l'ancrage moderne/norme. Le registre éthique du *care* couplé au registre épistémique, sont significativement liés à la méfiance vaccinale et à l'ancrage postmoderne/valeur. Ces résultats basés sur l'hypothèse d'un système de représentation commun avec l'objet homéopathie, devront néanmoins être vérifiés et confirmés à partir d'autres analyses qualitatives et quantitatives ultérieures.

3. Conclusion des analyses des représentations sociales sur l'homéopathie et la vaccination

Ces deux études vont dans un sens commun. Elles montrent que l'ancrage sociologique moderne centré sur la norme *vs* postmoderne centré sur une valeur de médecine sans effets secondaires, et les registres de valeurs (éthique du *care*/éthique de la justice, mystique/épistémique), semblent déterminants dans le positionnement des individus sur des sujets de société et de santé, tels qu'ici la vaccination ou encore l'homéopathie. Ces déterminants semblent donc applicables à toute thématique science-société. Par ailleurs, elles mettent en évidence que ces ancrages sont des centres de gravité structurant et déterminant la représentation, chaque individu possédant néanmoins les deux ancrages, norme et valeur, mais hiérarchisés différemment.

Chapitre III

POURQUOI L'AUTOGUÉRISON POURRAIT ÊTRE UNE AMÉLIORATION DE LA RELATION SCIENCE-SOCIETE ?

1. L'analyse des représentations sociales des scientifiques sur l'effet placebo : le lien vers l'autoguérison

(cf. analyse publiée dans « L'homéopathie, des désaccords entre scientifiques », Di Scala, 2020b, L'Harmattan)

1.1. Les résultats

Les analyses de similitudes des scientifiques du groupe A (ancrage moderne centré sur la norme) et du groupe B (ancrage postmoderne centré sur la valeur) permettent de définir les noyaux des représentations de chacun des groupes dont les éléments comparatifs ont été recensés dans le tableau ci-après. Il apparaît que les noyaux des représentations des groupes sont analogues.

D'une part, une unique dimension fonctionnelle/descriptive est identifiée pour les groupes A et B, que l'on a découpée en deux dans le tableau 1 par souci de compréhension des deux sous-aspects fonctionnel et descriptif. Cette dimension fonctionnelle/descriptive montre que les deux groupes se représentent « l'effet placebo » comme un objet ayant un effet, une action existante ayant lieu par l'intermédiaire de différents facteurs : psychologiques, croyances, relation médecin-patient et sans présence de molécules. Cet objet ayant par ailleurs une fonction d'autoguérison au travers d'une action de l'esprit, de la pensée sur le corps. Aucune dimension normative/évaluative n'a été identifiée au sein des noyaux des représentations de ces deux groupes. En effet l'objet effet placebo n'est pas associé dans les discours des sujets interrogés à une valeur ou une norme. La littérature nous indique qu'il est possible de retrouver une représentation sociale exempte d'éléments évaluatifs tout en ayant seulement des éléments descriptifs (Rizkallah, 2003).

D'autre part, concernant la dimension descriptive, les différences constatées portent sur la répartition des forces de cooccurrences des éléments descriptifs communs accordant une place légèrement préférentielle à la relation médecin-patient au sein du noyau du groupe A par rapport au groupe B. La description des croyances semble quant à elle prendre une place légèrement plus importante dans le noyau de la représentation du groupe B au regard du groupe A.

	Groupe A – Évaluation de l'effet placebo – noyau de la représentation du groupe	**Groupe B – Évaluation de l'effet placebo – noyau de la représentation du groupe**
Dimension descriptive du noyau	Effets psychologiques liés à la prise d'un placebo / Effets relation médecin-patient / Effets sans principes actifs	Effets des croyances / Effets par prise d'un placebo / sans présence de molécules / Effet relation médecin-patient
Dimension fonctionnelle du noyau	Effet de la pensée / Action de l'esprit sur le corps et autoguérison	Effet de la pensée / Effet sur le corps / va guérir l'individu / autoguérison

Tableau 1 : Comparaison des noyaux des représentations sur l'objet « effet placebo » des deux groupes A (n = 19) avec ancrage moderne centré sur la norme et B (n = 17) avec ancrage postmoderne centré sur la valeur, à partir d'analyses de similitudes.

Concernant la dimension fonctionnelle, les différences constatées portent également sur la force des cooccurrences plaçant la fonction d'autoguérison à une place légèrement préférentielle au sein du noyau du groupe B par rapport au groupe A.

Hormis ces quelques différences, les éléments constitutifs des noyaux restent identiques, or la littérature sociologique nous indique que deux représentations sont disjointes si aucun élément n'est commun au sein des noyaux et qu'elles sont conjointes si au moins un élément est commun entre les noyaux (De Carlos, 2015).

1.2. Les conclusions

1.2.1. Nous avons donc pu conclure, dans un premier temps, que les représentations des deux groupes A et B sont conjointes et qu'elles sont identiques ou quasiment identiques. L'effet placebo est évalué par les scientifiques comme un effet psychobiologique, dont la relation médecin-patient est importante, associé à une action de la pensée et/ou de l'esprit sur le corps conduisant à une autoguérison dans le cas de maladies à rémission spontanée.

1.2.2. L'effet placebo n'apparaît pas, dans un second temps, comme un objet auquel les scientifiques (des groupes A et B) associent une préférence en matière de médecine et de santé *a contrario* de l'objet homéopathie (pour le groupe B). La valeur épistémique de cet objet n'est donc pas présente dans leurs représentations bien qu'elle ne soit pas niée. Ceci a été une considération prise en compte dans les conciliations formulées afin de réaffirmer la valeur épistémique absente. Par ailleurs, il semble probable que si une connaissance insuffisante et/ou une sous-estimation de l'effet placebo avec attente existent parmi les scientifiques, comme l'indique l'Académie de Médecine (2019), elles soient assez équivalentes au sein des deux groupes ne permettant pas d'expliquer (à elles seules) les divergences rencontrées. Les notions de relation médecin-patient et d'autoguérison apparaissent comme des points de convergence communs possibles entre les objets homéopathie et effet placebo pouvant permettre d'envisager des conciliations sur ces aspects.

1.2.3. Des perceptions négatives (d'attaque, de dénigrement et de réductionnisme) sont retrouvées dans les discours des scientifiques travaillant sur l'homéopathie lorsque cette dernière est comparée à l'effet placebo. Leur origine proviendrait de la valeur de négation scientifique dont l'expression « effet placebo » est chargée au travers du terme « placebo ». Cette charge de négation scientifique expliquerait également probablement l'absence d'une valeur épistémique au sein des représentations. Un redimensionnement de l'objet serait donc nécessaire pour le décharger de cette valeur de négation scientifique et pour réaffirmer sa valeur épistémique : l'effet pensée/esprit-corps pourrait permettre ce redimensionnement.

2. La proposition de conciliation science-société : le champ scientifique de l'autoguérison

(cf. analyse publiée dans « L'homéopathie, des désaccords entre scientifiques », Di Scala, 2020b, L'Harmattan)

2.1. Un schéma explicatif

Notons que les scientifiques interrogés ont utilisé les termes « pensée » ou « esprit » pour caractériser l'aspect fonctionnel de l'interaction avec le corps. Le terme « pensée » étant un peu plus fréquent dans les discours. Il est probable que selon la représentation que le scientifique possède sur la définition de la « pensée » ou de « l'esprit », il aura privilégié l'un ou l'autre des termes. Une étude plus approfondie sur cette notion serait nécessaire afin de définir ce qu'il recouvre pour chacun des scientifiques.

Nous avons donc fait le choix de nommer cette interaction « effet pensée/esprit-corps », afin de conserver les représentations des scientifiques afférentes aux notions de pensée et/ou d'esprit.

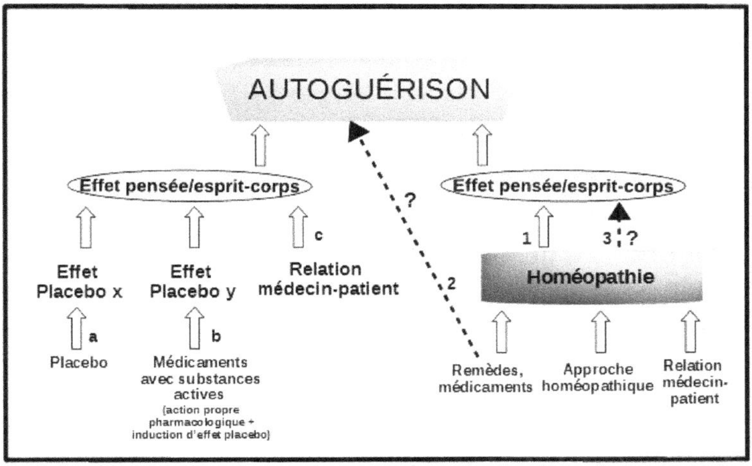

Figure 6 : Proposition de conciliation et d'amélioration de la relation science-société

La figure 6 prend en compte les représentations des sujets des groupes A et B sur l'homéopathie et l'effet placebo. Elle permettrait de redimensionner, comme nous l'avons précédemment évoqué, l'effet placebo ainsi que l'homéopathie dans un nouveau champ scientifique et médical : l'autoguérison. Par l'intermédiaire des registres fonctionnels (effet placebo *vs* action propre), elle annulerait l'opposition incompatible des registres mystique et épistémique, en intégrant l'homéopathie dans un champ scientifique et médical commun aux représentations des sujets des deux groupes : l'autoguérison. De plus, l'effet placebo véhiculant une charge de négation scientifique serait métamorphosé par un redimensionnement au travers de « l'effet pensée/esprit-corps » et sa valeur épistémique serait réaffirmée au travers de ce nouveau champ scientifique institutionnalisé. La relation médecin-patient évoquée comme particulière (se distinguant ou non de l'effet placebo selon les sujets et la littérature) serait également redimensionnée au travers de l'effet pensée/esprit-corps. Cet effet, déclenché par un tiers, conduirait à une action d'autoguérison.

Concernant l'effet placebo (figure 6), trois voies sont recensées et redimensionnées :

- **Voie a** : L'effet placebo du placebo est indiqué par la flèche a sur la figure 6. La majorité des scientifiques interrogés (groupes A et B) mentionnent l'effet placebo (ici nommé « effet placebo x ») comme étant généré par les placebos, certains scientifiques assimilant la relation médecin-patient à un placebo.
- **Voie b** : L'effet placebo du médicament contenant des substances actives est indiqué par la flèche b sur la figure 6. La majorité des scientifiques interrogés (groupes A et B) mentionnent l'existence d'un effet placebo présent dans tout acte thérapeutique. Il est nommé ici « effet placebo y ». Il est induit notamment par des médicaments avec substances actives conduisant possiblement en sus d'une action propre pharmacologique, à un effet placebo pouvant être différent de l'effet placebo x, induit par un placebo (voie a) (cf. Boussageon, 2010).
- **Voie c** : La relation médecin-patient est indiquée par la flèche c sur la figure 6. Pour certains scientifiques interrogés, la relation médecin-patient se distingue d'un placebo même si elle a bien une action « effet pensée/esprit-corps ». La littérature indique d'ailleurs que la relation médecin-patient, tout comme par exemple aussi la psychothérapie, serait bien différente d'un placebo (cf. Autret, 2013).

Concernant l'homéopathie, la relation médecin-patient, l'approche homéopathique et les remèdes/médicaments homéopathiques sont également redimensionnés au travers de trois voies (figure 6) :

- **Voie 1** : L'effet pensée/esprit-corps indiqué par la flèche 1 sur la figure 6. Cet effet regroupe la relation médecin-patient et l'effet placebo issu de l'approche homéopathique et des remèdes/médicaments homéopathiques. Il représenterait l'effet complet de l'homéopathie pour la majorité des sujets du groupe A (pour lesquels les remèdes/médicaments sont perçus comme des placebos), mais ne représenterait qu'une partie de l'effet pour le groupe B, notamment pour les scientifiques travaillant sur l'homéopathie (pour lesquels les remèdes/médicaments ne sont pas considérés comme des placebos).
- **Voie 2** : L'existence d'une autre voie que l'effet pensée/esprit-corps pouvant mobiliser/favoriser l'autoguérison est indiquée par la flèche 2 sur la figure 6. Cette autre voie correspondrait à l'action propre des médicaments/remèdes homéopathiques *via* un message informationnel électromagnétique ou encore *via* une microdilution de substances actives par exemple, comme indiqué par des sujets du groupe B. Cette voie est inexistante pour les sujets du groupe A. Elle est mentionnée en pointillés et par un point d'interrogation sur la figure 6 puisqu'elle reste questionnée et suscite un désaccord entre les sujets des groupes A et B.
- **Voie 3** : Cette autre forme d'effet pensée/esprit-corps considère l'approche homéopathique et les remèdes/médicaments comme un vecteur de soins se différenciant de l'effet placebo et de la relation médecin-patient, notamment pour les sujets du groupe B travaillant sur l'homéopathie. Elle est mentionnée également par au moins un sujet du groupe A l'évoquant par exemple au travers du phénomène d'anamnèse mené lors de l'approche

homéopathique. Pour les autres sujets du groupe A, cette voie est assimilée à la voie 1 et à son effet placebo. Cette autre forme d'effet pensée/esprit-corps est mentionnée également en pointillés et par un point d'interrogation sur la figure 6 puisqu'elle reste questionnée et suscite aussi un désaccord entre les sujets des groupes A et B.

2.2. Les enjeux de la proposition de conciliation science-société sur l'autoguérison

La mise en place institutionnelle d'un nouveau champ scientifique et médical portant sur « l'autoguérison » :

-Permettrait de supprimer l'opposition des registres mystique-épistémique qui est à l'origine de la plus grande divergence entre les sujets, les conduisant à des affaires en justice.

-Permettrait d'associer l'effet placebo, par l'intermédiaire de l'effet pensée/esprit-corps, à un champ scientifique et médical en supprimant la valeur de négation scientifique dont il s'est chargé historiquement en tant qu'objet de comparaison, tout en réaffirmant sa valeur épistémique.

-Répondrait à la valeur du *care* retrouvée dans les représentations des sujets du groupe B souhaitant une médecine sans effets secondaires prenant en compte l'individu.

-Répondrait à la demande des acteurs de la sphère académique interrogés issus des groupes A et B, souhaitant des recherches et une reconnaissance de l'effet placebo.

-Permettrait institutionnellement aux médecins d'utiliser une autre forme de médecine reconnue au travers de ce champ scientifique et médical, qui jusqu'alors pouvait leur poser un problème éthique (Lemoine, 1996 ; Howick, 2017). En effet il apparaît que 50 à 80% des médecins avouent prescrire un placebo (souvent impur) et que les patients trouvent acceptable de prendre un placebo s'il ne comporte pas de risques et possède un bénéfice potentiel (Boussageon, 2019).

-Permettrait de proposer de nouveaux enseignements universitaires adressés aussi bien à des étudiants de médecine, de pharmacie, de science que de psychologie par exemple, dans le cadre d'un nouveau champ disciplinaire et d'une formation scientifique.

Il semble, comme l'indique Alain Autret (2013, p. 23), que « vers les années deux mille, la question fut jugée suffisamment importante pour que soit initiée par le NIH (National Institute of Health aux États-Unis) une réflexion sur le thème « la science du placebo » ». Rémy Boussageon (2019) a d'autre part conduit une réflexion sur la façon de réconcilier ce qu'il nomme « la médecine magique » et « la médecine étroitement scientifique » (pour laquelle le placebo n'est rien et l'effet placebo est un problème). Il propose d'optimiser l'effet placebo sans prescrire de placebo ou sans traitement comportant des risques.

Notre analyse et cette proposition de conciliation conséquente iraient dans un sens analogue tout en redimensionnant la réflexion, en prenant en compte les représentations des acteurs de la sphère académique. Alain Autret indiquera en conclusion qu'« un champ de réflexion, de recherche pourrait s'ouvrir sur des modèles qui restent à découvrir » (2013, p. 85). Ce nouveau champ scientifique et médical institutionnel proposé ici, « l'autoguérison », nécessiterait une approche de recherche pluridisciplinaire afin de mieux comprendre comment non seulement la psyché, la pensée, l'esprit et la biologie du corps, mais aussi les représentations sociales des individus, peuvent conduire à une mobilisation des capacités d'autoguérison.

La littérature indique que certains individus répondent plus ou moins bien à cet effet pensée/esprit-corps. Si des données de la littérature mentionnent des causes possiblement génétiques conditionnant les placebos-répondants par exemple (Daures, 2017), il serait intéressant de se questionner plus largement sur cet effet pensée/esprit-corps, notamment sous l'angle sociologique. Au regard de notre analyse, certaines questions pourraient émerger : les individus ayant un ancrage sociologique postmoderne sont-ils plus propices, au regard de leurs représentations, à un effet pensée/esprit-corps plus important ? Sont-ils alors plus sensibles à développer leurs capacités d'autoguérison ? Le rapport à la mort et à la vie ainsi qu'au concept de guérison, influencent-ils nos représentations sociales et en conséquence nos capacités d'autoguérison ?

Chapitre IV

CONCLUSION GÉNÉRALE

En conclusion, l'étude sur l'homéopathie puis sur la vaccination mettent en évidence deux représentations sociales qui s'affrontent alimentées par une évaluation différente de l'objet homéopathie ou vaccination. Au sein d'une controverse, comme nous l'avons vu, tous possèdent le répertoire axiologique sollicité dans le conflit, mais comme nous l'indique Nathalie Heinich (2017, p. 331) « […] ils ne choisissent pas de mettre en avant les mêmes valeurs-principes ni de privilégier les mêmes valeurs-objets […] ». L'étude des registres de valeurs donne donc des « outils pour élucider les moments de crises évaluatives » lorsque les acteurs se trouvent pris dans des controverses « quant à la juste valeur à attribuer à un objet ». « […] Trop fortement investis dans leurs raisons axiologiques, ils ne disposent pas toujours des clés leur permettant d'accéder au niveau duquel ces crises se nouent […] » (*Ibid.*, p. 276).

Cette proposition de conciliation science-société concernant la mise en place d'un nouveau champ institutionnel, scientifique et médical « Autoguérison » dépasse la conciliation portant sur le débat au sujet de l'homéopathie dont elle est issue. En effet, comme nous l'avons vu, les mêmes déterminants sociologiques sont retrouvés dans l'étude sur la vaccination : les ancrages sociologiques, moderne centré sur la norme *versus* postmoderne centré sur la valeur d'une médecine sans effets secondaires, semblent être les déterminants majeurs. Ces données indiquent que cette proposition couvrirait très certainement tous les thèmes de santé-société et serait une conciliation à la perception des comportements irresponsables dans les pratiques de soin. Certains individus avec des ancrages postmodernes plus enracinés, ayant pour moteur la recherche de cette valeur du *care* d'une médecine sans effets secondaires, s'orienteront plus facilement vers des pratiques non conventionnelles mobilisant l'autoguérison. Ce concept n'étant ni cadré ni défini scientifiquement, il laissera la porte ouverte aux croyances et/ou aux dérives possibles en matière de soin. Il semble donc important qu'un champ scientifique sur l'autoguérison soit institutionnellement défini, cadré tout en mentionnant les limites existantes au concept. Il répondra alors à la demande de chacun des ancrages en possédant un cadre scientifique précis.

D'autre part, une seconde conciliation avait été proposée à l'issue de l'analyse portant sur l'homéopathie (Di Scala, 2020b), en proposant de prendre en compte « la sensibilité comme condition nécessaire du juste », notamment en laissant plus de temps aux médecins, lors des consultations, afin d'entrer dans une approche plus globale du patient. Il apparaît que cette seconde proposition rejoint en réalité la proposition de conciliation sur l'autoguérison, l'effet de la relation médecin-patient étant une composante de ce concept.

Notons, *in fine*, que la société du *care* est analysée par certains sociologues comme étant une façon de diminuer la radicalisation et les comportements irresponsables perçus face aux risques de la modernité (Tronto, 2012, p. 44). Le champ scientifique de l'autoguérison permettrait de rejoindre cette réflexion.

Dans cette logique, le projet Autoguérison a vu le jour en mars 2022 (www.iria-recherche.com) afin de développer cette proposition de conciliation. Il mobilise des chercheurs d'ancrages différents (modernes et postmodernes) afin de travailler dans une logique commune, et a pour objectif : 1) de mener une recherche pluridisciplinaire sur le sujet de l'autoguérison, 2) de définir ce concept avec un cadre commun et des limites précisées, 3) de participer à une réflexion autour de l'utilisation de l'autoguérison de façon éthique dans les pratiques médicales, et in fine 4) il aura pour objectif de construire des modules de formation sur ce concept.

Ce projet n'a pas pour objectif de promouvoir les pratiques non conventionnelles et/ou les interventions non médicamenteuses dans les pratiques de soin, mais uniquement de comprendre et définir le concept d'autoguérison avec un cadre commun et des limites identifiées.

Chapitre V

RÉFÉRENCES BIBLIOGRAPHIQUES

Abric, J.-C. (2011). *Pratiques sociales et représentations.* Paris : PUF. 303p.

Académie nationale de Pharmacie,Académie nationale de Médecine. (2019). *L'homéopathie en France : position de l'Académie nationale de médecine et de l'Académie nationale de pharmacie.* En ligne sur le site de l'Académie nationale de Médecine. http://www.academie-medecine.fr/lhomeopathie-en-france-position-de-lacademie-nationale-de-medecine-et-de-lacademie-nationale-de-pharmacie/, consulté le 27/09/2019.

Albe, V. (2006). Procédés discursifs et rôles sociaux d'élèves en groupe de discussion sur une controverse socio-scientifique. *Revue française de pédagogie*, 103-118.

Assemblée parlementaire. (1999) *Une approche européenne des médecines non conventionnelles. Commission des questions sociales, de la santé et de la famille.* En ligne sur le site Assembly.coe.http://www.assembly.coe.int/nw/xml/XRef/X2H-Xref ViewHTML.asp?FileID=8014&lang=fr consulté le 19/05/2020.

Autret, A. (2013). *Les effets placebo – Des relations entre croyances et médecines.* Paris : L'Harmattan. 112p.

Badouard, R., & Mabi, C. (2015). *Controverses et débat public : nouvelles perspectives de recherche*. Paris : Hermès. 298p.

Bloor, D. (1991). *Knowledge and social imagery (2eéd)*. London: The university of Chicago press (oeuvre originale publiée en 1976). 209p.

Bornhoft, G., & Matthiessen, P.-F. (2011). *Homeopathy in Healthcare: Effectiveness, Appropriateness, safety, Costs*. Germany : Springer Verlag. En ligne sur www.homeovet.cl/Libros/Homeopathy%20in%20 Healthcare%20Effectiveness,%20Appropriateness,20%Saf ety,%20Costs.pdf, consulté le 04/10/2019.

Bourdieu, P. (1981). La représentation politique [éléments pour une théorie du champ politique]. In *Colloque de la recherche en sciences sociales* (pp.3-24), Paris, mars 1981. Paris : La représentation politique.

Boussageon, R. (2010). *L'efficacité thérapeutique – Objectivité curative et effet placebo,* (Thèse de doctorat). Université Jean Moulin Lyon III, Lyon. 258p.

Boussageon, R. (2019). *CNGE 2019 - Plénière du conseil scientifique : L'effet placebo*. Nantes. En ligne sur https://www.youtube.com/watch?v=_qB_6d5A8YU&list=PLF_RKo2nU-a0PEMLZrN7O-kYwtCbLqMXg&index=26, consulté le 01/06/2020.

CAMbrella-wp2. (2012). *European research project on complementary and alternative medicine.* Report: ID 241951. 232p.

Charles, S. (2005). De la postmodernité à l'hypermodernité. *Argument*, 8(1), 1-13.

Chateauraynaud, F. (2007). La contrainte argumentative. Les formes de l'argumentation entre cadres délibératifs et puissances d'expression politiques. *Revue Européenne des sciences sociales,* XLV-136.

Chavot, P., & Masseran, A. (2017). Controverse publique (sociologie des sciences). *Publictionnaire. Dictionnaire encyclopédique et critique des publics.* En ligne http://publictionnaire.huma-num.fr/notice/controverse-publique-sociologie-des-sciences/, consulté le 27/09/2019.

Collectif. (2018). *L'appel de 124 professionnels de la santé contre les «médecines alternatives».* En ligne sur le site Le Figaro.fr - Santé. http://sante.lefigaro.fr/article/l-appel-de-124-professionnels-de-la-sante-contre-les-medecines-alternatives-/ consulté le 27/09/2019.

Danic, I. (2006). La notion de représentations pour les sociologues – premier aperçu. *Travaux et documents ESO,* (25), 29-32.

Daures, C. (2017). *Les effets du psychisme sur le corps humain et les effets placebo,* (Thèse pour l'obtention du diplôme d'état de docteur en pharmacie). Université de Toulouse III, Toulouse. 74p.

De Carlos, P. (2015). *Le savoir historique à l'épreuve des représentations sociales : l'exemple de la préhistoire et de cro-magnons chez les élèves de cycle 3,* (Thèse de doctorat). Université de Cergy, Cergy. 857p.

Di Scala, E. (2020a). *L'Homéopathie en question,* (dir) Paris : L'Harmattan. 136p

Di Scala, E. (2020b). *L'Homéopathie des désaccords entre scientifiques*, Paris : L'Harmattan. 256p

Di Scala, E. (2021). *Vaccination en général et vaccination anti-covid*, Paris : L'Harmattan.182p.

Di Scala, E., Malpel, S., & Kessouar, D. (2022). Autoguérison et rapport corps/esprit – cadre théorique et étude de cas. *Hegel CNRS*, (1), 4-26.

Doise, W., & Palmonari, A. (1986). *L'étude des représentations sociales*. Paris : Delachaux & Niestlé. 207p.

Doise, W. (1992). L'ancrage dans les études sur les représentations sociales. *Bulletin de psychologie*, (45), 189-195.

Durkheim, E. (1900). La sociologie et son domaine scientifique. *Rivista Italiana di Sociologia*, (4), 127–148.

EASAC, (2017). *Reports and statements, Biosciences, "Homeopathic products and practices"*. En ligne sur le site EASAC https://easac.eu/publications/details/homeopathic-products-and-practices/, consulté le 04/10/2019.

Fisette, D., & Poirier, P. (2000). *Philosophie de l'esprit, état des lieux*. Paris : Vrin. 352p.

Flament, C., & Rouquette, M.-L. (2003). *Anatomie des idées ordinaires, comment étudier les représentations sociales*. Paris : Armand Colin. 176p.

Floret, D. (2010). Les résistances à la vaccination. Med Sci (repères), (26), 12, 1087-1094.

Freud, S. (1961). *Introduction à la psychanalyse*. Saint-Amand : Petite bibliothèque Payot. 441p.

Giddens, A. (1994). *Les conséquences de la modernité*. Paris : L'Harmattan. 192p.

Goslin, D. (2017). *L'effet placebo : les travaux de F. Benedetti. Implications pour la relation patient-acteur de santé* (Thèse pour l'obtention du diplôme d'état de docteur en pharmacie). Université de Bordeaux, Bordeaux. 131p.

Grimaldi-Bensouda, L., Abenhaim. L., Massol, J., Guillemot, D., Avouac, B., Duru, G., Lert, F., Magnier. A-M., Rossignol, M., Rouillon, F., & Begaud, B. (2016). Homeopathic medical practice for anxiety and depression in primary *care*: the EPI3 cohort study. *BMC Complement Altern Med*, 16(1), 1104-2.

Guest, G., Bunce, A., & Johnson, L. (2006). How many interviews are enough? An experiment with data saturation and variability. *Field Methods*, 18(1), 59–82.

HAS, (2019). Evaluation des médicaments homéopathiques. En ligne sur le site HAS : https://www.has-sante.fr/jcms/p_3116594/fr/evaluation-des-medicaments-homeopathiques, consulté le 25/11/2019.

Heinich, N. (2017). *Des valeurs – une approche sociologique*. Domont : nrf Gallimard. 405p.

Howick, J. (2017). *Docteur Vous – Les bases scientifiques de l'autoguérison.* Montréal : Les Editions de l'Homme. 315p.

Jodelet, D. (1984). Réflexions sur la notion de représentation sociale en psychologie sociale. *Les représentations, Communication Information*, 15-41.

Jung, C.G. (1964). *Dialectique du moi et de l'inconscient.* Sarthe : Folio Essais. 287p.

Jumeau, S. (2018). *Intérêt thérapeutique de l'effet placebo dans la prise en charge de la douleur* (Thèse pour le diplôme d'état de docteur en médecine). Université de Limoges, Limoges. 141p.

Jurdant, B. (2009). *Les controverses scientifiques pour comprendre la recherche,* Conférence donnée *au cycle de conférences ENS,* Lyon.

Latour, B. (1991). *Nous n'avons jamais été modernes – Essai d'anthropologie symétrique.* Paris : La Découverte. 211p.

Laugier, S. (2002). *Mind, esprit, psychologie,* Methodos. En ligne sur le site : http://journals.openedition.org/methodos/65, consulté le 05/07/2020.

Lemoine, P. (1996). *Le mystère du placebo.* Paris : Odile Jacob (médecine). 236p.

Le Vigan, P. (2015). *Soudain la postmodernité : de la dévastation certaine d'un monde au surgissement possible du neuf.* Paris : La barque d'Or. 313p.

Lilti, A. (2007). Querelles et controverses. Revue mil neuf cent, 13-28.

Lippmann, W. (2008). *Le Public fantôme*. Paris : Démopolis. 187p.

Loubère, L. (2018). *Les environnements numériques de travail dans l'enseignement secondaire : étude d'un système représentationnel*, (Thèse de doctorat). Université de Toulouse III, Toulouse. 315p.

Lyotard, J.-F. (1979). *La condition postmoderne.* Paris : Minuit. 128p.

Maffesoli, M. (1996). *Eloge de la raison sensible*. Paris : Grasset. 278p.

Maffesoli, M. (2014). *L'ordre des choses – penser la modernité*. Paris : CNRS Editions. 264p.

Marres, N. (2005). Issues spark a public into being: A key but often forgotten point of the Lippmann-Dewey debate. In Bruno Latour and Peter Weibel (Eds), *Making Things Public. Mass.,* MIT Press. [Book Section]

Moliner, P. (1993). Cinq questions à propos des représentations sociales. *Cahiers internationaux de psychologie sociale*, (20), 5-14.

Moliner, P. (1996). *Images et représentations sociales.* Grenoble : Presses Universitaires de Grenoble. 275p.

Moliner, P., Rateau, P., & Cohen-Scali, V. (2002). *Les représentations sociales – Pratiques des études de terrain.* Rennes : PUR. 230p.

Molinier, P., Laugier, S., & Paperman, P. (2009). *Qu'est-ce que le care ? Souci des autres, sensibilité, responsabilité.* Paris : Payot et Rivages. 301p.

Moscovici, S. (1961). *La psychanalyse, son image et son public*. Paris : Presses Universitaires de France. 652p.

Myotte-Duquet, P. (2018). *Représentations sociales de la vaccination obligatoire chez les patients et les médecins généralistes en Moselle,* Université de Lorraine, 73p (thèse d'exercice de médecine).

National Health and Medical Research Council. (2015) En ligne sur le site NHMRC https://www.nhmrc.gov.au/sites/default/files/images/nhmrc-information-paper-effectiveness-of-homeopathy.pdf, consulté le 08/11/2020.

OMS, (2002). *Stratégie de l'OMS pour la médecine traditionnelle pour 2002-2005*. Report. 74p.

Pestre, D. (2007). L'analyse des controverses dans l'étude des sciences depuis 30 ans. *Revue mil neuf cent*, 29-43.

Pinkas, D. (1995). La thèse de l'identité psycho-cérébrale. In Pinkas (Ed.) *La matérialité de l'esprit,* (pp. 59-110), Paris : La Découverte.

Poupart, J., Deslauriers, J., Groulx, L.-H., Laperrière, A., Mayer, R., & Pires, A.P. (1997). *La recherche qualitative : enjeux épistémologiques et méthodologiques.* Montréal : Gaëtan Morin. 405p.

Prairat, E. (2012). Considérations sur l'idée de norme. *Les Sciences de l'Education – Pour l'ère nouvelle*, (45), 33-50.

Ratinaud, P., & Piaser, A. (2010). Pensée sociale, pensée professionnelle. *Les Dossiers des sciences de l'Education*, (23), 7-14.

Rezsohazy, R. (2006). *Sociologie des valeurs.* Paris : Armand Colin. 184p.

RGPD, (2018). Le règlement général sur la protection des données. En ligne sur le site de la CNIL https://www.cnil.fr/fr/reglement-europeen-protection-donnees, consulté le 02/11/2019.

Rizkallah, E. (2003). Le modèle bi-dimentionnel des RS : une critique théorique. *Journal International sur les représentations sociales,*(1.1), 1-10.

Rouquette, M.-L. (1973). La pensée sociale. In Moscovici (Ed.), *Introduction à la psychologie sociale (pp.* 299-327), Paris : Larousse.

Rudelle, P. (2020). *Les freins à la vaccination-approche sociétale,* Université de Bordeaux, 115p (thèse d'exercice de médecine).

Salvadori, F., & Vignaud, L-H. (2019). *Antivax, la résistance aux vaccins du XVIIIe siècle à nos jours.* (1ère éd). Paris : Vendémiaire. 351p.

Sardy, R., Ecochard, R., Lasserre, E., Dubois, J-P., Floret, D. & Letrilliard, L. (2012). Représentations sociales de la vaccination chez les patients et les médecins généralistes : une étude basée sur l'évocation hiérarchisée. *Santé publique,* (24), 6, 547-560.

Sarewitz, D. (2004). How science makes environmental controversies worse. *Environmental Science & Policy*, (7), 5, 385-403.

Simonneaux, L., & legardez, A. (2011). Didactique des questions socialement vives. Répondre aux besoins de formation dans la société postmoderne. In Legardez, A. & Simonneaux, L. (Eds.), *Développement durable et autres questions d'actualité* (pp.15-29), Dijon : Educagri Editions.

Tilmans-cabiaux, C. (2010). Effet placebo : la part de l'esprit dans la guérison. *Presses Universitaires de Louvain*, 94-107.

Trepos, J.-Y. (1998). La sociologie postmoderne est-introuvable. *Revue de philosophie et de sciences humaines,* 1-13.

Tronto, J. (2012). *Le risque ou le care* ?. Paris : PUF. 50p.

Urgelli, B. (2013). Logique de communication et d'éducation dans l'enseignement de questions socio-scientifiques. In *Actes du colloque Sociologie et didactique : vers une transgression des frontières, Haute Ecole pédagogique du canton de Vaud* (pp.1-12).

Wolfe, C.T. (2013). Un matérialisme désincarné : la théorie de l'identité cerveau-esprit. In Wolfe (Ed.), *Lire le matérialisme* (pp.181-211), Lyon : ENS Editions.

Structures éditoriales du groupe L'Harmattan

L'Harmattan Italie
Via degli Artisti, 15
10124 Torino
harmattan.italia@gmail.com

L'Harmattan Hongrie
Kossuth l. u. 14-16.
1053 Budapest
harmattan@harmattan.hu

L'Harmattan Sénégal
10 VDN SICAP AMITIE 3
BP 45034 Dakar-Fann
direction@senharmattan.com

L'Harmattan Cameroun
Tsinga/Derrière polyclinique FECAFOOT
BP 11486 Yaoundé
Jacques.koukam@harmattan.fr

L'Harmattan Burkina Faso
Villa 281, secteur 23 623, rue 14.32
Ouagadougou
zagbie@outlook.fr

L'Harmattan Guinée
Almamya, rue KA 028 OKB Agency
BP 3470 Conakry
harmattanguinee@yahoo.fr

L'Harmattan RDC
185, avenue Nyangwe
Commune de Lingwala – Kinshasa
matangilamusadila@yahoo.fr

L'Harmattan Congo
219, avenue Nelson Mandela
BP 2874 Brazzaville
deunovmikhael@gmail.com

L'Harmattan Mali
Immeuble Mgr Jean Marie Cissé
Aci Hamadallaye
BP 145 Bamako
syllaka@yahoo.fr

L'Harmattan Togo
Djidjole – Maison Amela
face EPP BATOME
02 BP 20680 Lomé
didieramela11@gmail.com

L'Harmattan Côte d'Ivoire
Résidence Karl – Cité des Arts
Abidjan-Cocody
03 BP 1588 Abidjan
harmattan.ivoire@gmail.com

L'Harmattan Bénin
Rue 604, (Immeuble à l'entrée
de la rue UCAO- Cite de Saint-Jean)
Cotonou
stepcorpus@gmail.com

Nos librairies en France

Librairie internationale
16, rue des Écoles
75005 Paris
librairie.internationale@harmattan.fr
01 40 46 79 11
www.librairieharmattan.com

Librairie des savoirs
21, rue des Écoles
75005 Paris
librairie.sh@harmattan.fr
01 46 34 13 71
www.librairieharmattansh.com

www.ingramcontent.com/pod-product-compliance
Lightning Source LLC
LaVergne TN
LVHW051631071026
849535LV00009BA/3534
* 9 7 8 2 3 3 6 4 8 1 1 2 8 *